图解中医传世经典方歌括

李 坚 著

学苑出版社

图书在版编目（CIP）数据

图解中医传世经典方歌括 ／ 李坚著. —北京：学苑出版社，
2018.11

ISBN 978 - 7 - 5077 - 5555 - 8

Ⅰ. ①图… Ⅱ. ①李… Ⅲ. ①方歌—图解 Ⅳ. ①R289.4-64

中国版本图书馆 CIP 数据核字（2018）第 207527 号

责任编辑：付国英
出版发行：学苑出版社
社　　址：北京市丰台区南方庄 2 号院 1 号楼
邮政编码：100079
网　　址：www. book001. com
电子信箱：xueyuanpress@163. com
销售电话：010-67601101（销售部）、67603091（总编室）
经　　销：新华书店
印 刷 厂：北京市京宇印刷厂
开本尺寸：880 × 1230　　　　1/32
印　　张：7. 125
字　　数：207 千字
版　　次：2019 年 6 月北京第 1 版
印　　次：2019 年 6 月北京第 1 次印刷
定　　价：39. 00 元

自　序

　　夫治病救人,医者仁心也。然为医者难矣! 未曾有探明其幽微者。医道乃至道也! 吾有一诗为证:

中医颂

　　　医道精深黄帝宣,华佗妙术愧神仙。
　　　伤寒辨证沉疴愈,温病求因疫疠蠲。
　　　理法分明除病证,药方灵验荡邪顽。
　　　中华瑰宝九州颂,泽被苍生亿万年!

　　观当今之中医,不求甚解。每临证时,不辨阴阳虚实,不审病机病势,不用望闻问切,不求辨证施治。唯寄之于西学之超声、验血、X 光、CT,无病小查,小病大查,穷尽病家之钱财,以彰个人之绩效。

　　至于诊断之际,不以望闻问切,唯观辅助检查之结果,继以西医病名胡乱代之。

　　至于遣方用药,不思变通,唯以一方治一病,如临感冒,只以一感冒灵颗粒通治之。

　　观一方之中医,百人之中难觅一善脉者。呜呼! 中医大道玄奥,当世之人轻浮,唯利是图,未有能静心钻研至理者。将中医医理方剂化玄奥为浅显，以供学者易懂，并增学趣，是吾之所愿。

观今之方剂，虽剖析明白，然内容繁多，不易记诵。吾在本书中对常用方剂以简图详解，犹如庖丁解牛，将其君臣佐使以一图括之，其相互关系亦一目了然。另有方歌可资巧记，利于学习。

然观往昔之方歌，只列药味，浅道功效，竟未有一首方歌层次分明，将君臣佐使一一剖析，令初学者不求甚解，不明方剂精髓何在。余以为，学习方剂当先明其主次，厘清组织结构。此事不明，譬犹临敌布阵，将不知兵，兵不明将，何谈排兵布阵！

有此一念，吾即着手研习方剂，将其一一详解，排出简图，分列君臣佐使之功效，厘清各药之关系，略观此图便知此方之结构，明了此方之精髓。再列新歌，分清君臣，细诵之即能在脑海中形成一立体组织结构，方剂之奥义一目了然。

方歌中方名是黑体字，第一句列出的药味是君药，第二句是臣药，第三句是佐药，第四句是使药。药名均以下划线标出，记诵时不读出的字以下标的形式列出。药名下是剂量。

书中各方歌有药名、有剂量、有理有法，信息较全，如能助初学者一臂之力，吾愿已足。

因才疏学浅，书中诸多不足，愿广大同仁批评指正为谢！

目　　录

— 11 —

第一章　解表剂

第一节　辛温解表剂

麻黄汤

（原方出自《伤寒论》）

方　歌

解表平喘**麻黄汤**，**桂枝**助麻温经忙。
　　　　　9克　　　　　6克

<u>杏仁</u>止咳降肺气，甘_草缓麻桂表实康。
　9克　　　　　　　　3克

图　解

君　麻黄：1.发汗以祛在表之风寒；2.宣散肺经风寒而平喘。

1.助其发汗散寒。2.相须为用，发汗之力较强，使风寒去而营卫和。

桂枝：解肌发表，通达营卫。　臣

一宣一降，宣肺平喘，而肺气和，使邪气去

功效：发汗解表，宣肺平喘。
主治：外感风寒表实证。

缓麻桂峻烈之性，使汗出而不耗正气

佐　杏仁：利肺平喘。

炙甘草：调和诸药。　使

大青龙汤

（原方出自《伤寒论》）

方 歌

大青龙汤倍麻黄，桂枝温经石膏寒凉。
　　　　　12克　　6克　　　18克

生姜大枣调营杏仁降肺，甘草调外寒内热康。
9克 6克　　　6克　　　6克

图 解

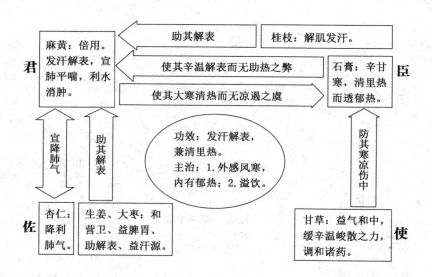

君

麻黄：倍用。
发汗解表，宣
肺平喘，利水
消肿。

助其解表

桂枝：解肌发汗。

臣

石膏：辛甘
寒，清里热
而透郁热。

使其辛温解表而无助热之弊

使其大寒清热而无凉遏之虞

宣降肺气

助其解表

防其寒凉伤中

功效：发汗解表，
兼清里热。
主治：1.外感风寒，
内有郁热；2.溢饮。

佐

杏仁：
降利
肺气。

生姜、大枣：和
营卫、益脾胃、
助解表、益汗源。

甘草：益气和中，
缓辛温峻散之力，
调和诸药。

使

桂枝汤

（原方出自《伤寒论》）

方　歌

解肌和营**桂枝汤**，<u>白芍</u>益阴敛营襄。
　　　　　　9克　　9克

生姜和胃<u>大枣</u>益气，<u>甘草</u>助桂芍表虚康。
　9克　　　6克　　6克

图　解

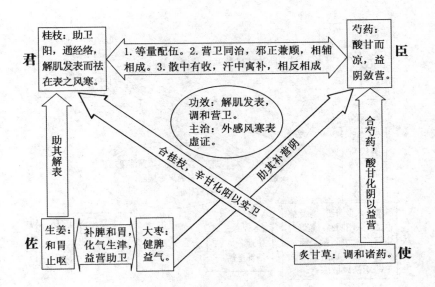

九味羌活汤

（原方出自《此事难知》）

方　歌

九味羌活汤风寒湿，**苍术防风**祛湿疼痛止。
　　9克　　　　　　　　9克 9克

细辛白芷川芎佐**黄芩生地**，**甘草**调药荣为使。
　3克 6克　　　　6克 6克　　6克

图　解

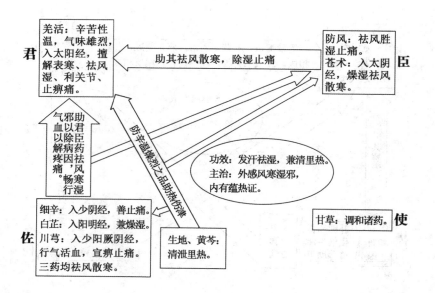

羌活：辛苦性温，气味雄烈，入太阳经，擅解表寒、祛风湿、利关节、止痹痛。

君

助其祛风散寒，除湿止痛

防风：祛风胜湿止痛。
苍术：入太阴经，燥湿祛风散寒。

臣

气邪助血以君以除臣解病药疼因祛痛'风畅寒行湿

防风辛温燥烈之品助热伤律

功效：发汗祛湿，兼清里热。
主治：外感风寒湿邪，内有蕴热证。

细辛：入少阴经，善止痛。
白芷：入阳明经，兼燥湿。
川芎：入少阳厥阴经，行气活血，宣痹止痛。
三药均祛风散寒。

佐

生地、黄芩：清泄里热。

甘草：调和诸药。

使

小青龙汤

（原方出自《伤寒论》）

方　歌

小青龙汤君<u>麻</u>黄<u>桂</u>枝，<u>细</u>辛<u>干</u>姜化饮又温肺。
　　　　　9克 9克　　3克 6克

<u>五味子白</u>芍收敛<u>半</u>夏化痰，<u>甘</u>草调和中寒饮退。
　9克　9克　　　9克　　　　6克

图　解

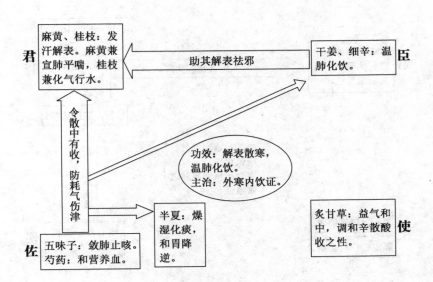

止嗽散

(原方出自《医学心悟》)

方　歌

紫菀百部温润**止嗽散**，桔梗宣肺白前化痰。
12克 12克　　　　　12克　　　12克

荆芥解表陈皮理气，甘草调助桔咳嗽专。
12克　　6克　　　4克

图　解

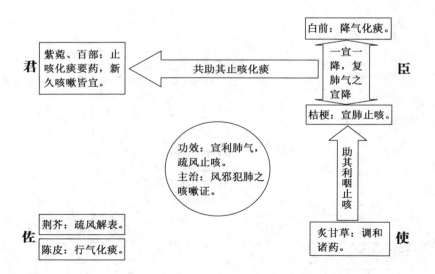

君　紫菀、百部：止咳化痰要药，新久咳嗽皆宜。

共助其止咳化痰

白前：降气化痰。

一宣一降，复肺气之宣降

桔梗：宣肺止咳。

臣

助其利咽止咳

功效：宣利肺气，疏风止咳。
主治：风邪犯肺之咳嗽证。

佐　荆芥：疏风解表。
陈皮：行气化痰。

炙甘草：调和诸药。

使

第二节　辛凉解表剂

银翘散

（原方出自《温病条辨》）

方　歌

银花连翘散疏风解毒方，荆芥淡豆豉辛温薄荷大力子凉。
30克 30克　　　　　　　12克 15克　　　　18克 18克

芦根竹叶生津桔梗宣肺，甘草调药助桔康。
12克 12克　　18克　　　15克

图　解

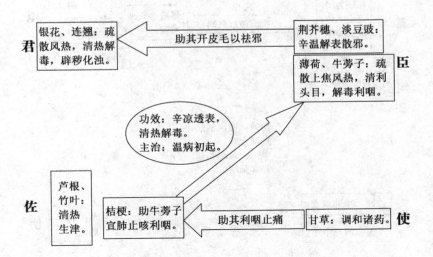

君　银花、连翘：疏散风热，清热解毒，辟秽化浊。

助其开皮毛以祛邪

荆芥穗、淡豆豉：辛温解表散邪。

薄荷、牛蒡子：疏散上焦风热，清利头目，解毒利咽。　臣

功效：辛凉透表，清热解毒。
主治：温病初起。

佐　芦根、竹叶：清热生津。

桔梗：助牛蒡子宣肺止咳利咽。

助其利咽止痛

甘草：调和诸药。　使

桑菊饮

（原方出自《温病条辨》）

方　歌

桑^叶菊^{花饮}疏风止咳方，桔^梗升杏^仁降薄^荷辛凉。
7.5克 3克　　　　　　　6克　6克　2.5克

芦根生津连^翘解毒，甘草调药表热康。
　6克　　　5克　　2.5克

图　解

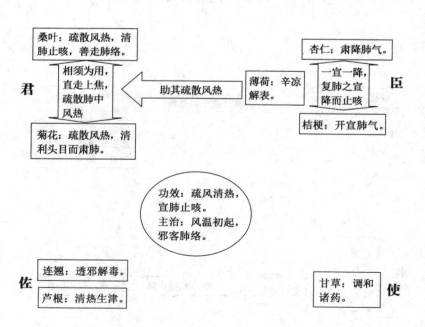

桑叶：疏散风热，清肺止咳，善走肺络。

相须为用，直走上焦，疏散肺中风热

君

菊花：疏散风热，清利头目而肃肺。

助其疏散风热

薄荷：辛凉解表。

杏仁：肃降肺气。

一宣一降，复肺之宣降而止咳

桔梗：开宣肺气。

臣

功效：疏风清热，宣肺止咳。
主治：风温初起，邪客肺络。

佐

连翘：透邪解毒。

芦根：清热生津。

甘草：调和诸药。

使

麻杏石甘汤

（原方出自《伤寒论》）

方　歌

麻黄杏仁甘草石膏汤麻黄石膏君，杏仁降肺气建功勋。
　　　　　　　　9克　18克　　　9克

甘草调药为佐使，清肺平喘力万钧。
6克

图　解

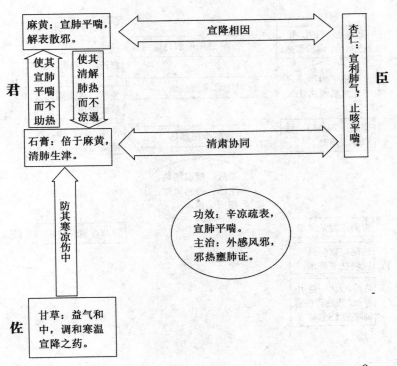

君

麻黄：宣肺平喘，解表散邪。

使其宣肺平喘而不助热

使其清解肺热而不凉遏

石膏：倍于麻黄，清肺生津。

宣降相因

清肃协同

臣

杏仁：宣利肺气，止咳平喘。

防其寒凉伤中

佐

甘草：益气和中，调和寒温宣降之药。

功效：辛凉疏表，宣肺平喘。
主治：外感风邪，邪热壅肺证。

— 9 —

柴葛解肌汤

（原方出自《伤寒六书》）

方 歌

柴胡**葛**根**解肌**汤三阳病，**羌**活**白芷**定痛**黄芩石膏**清。
6克　9克　　　　　　　　3克　3克　　　6克　3克

桔梗宣肺**白芍生姜大枣**，**甘草**调解肌清热灵。
3克　　　　　　6克　3片　2枚　　3克

图 解

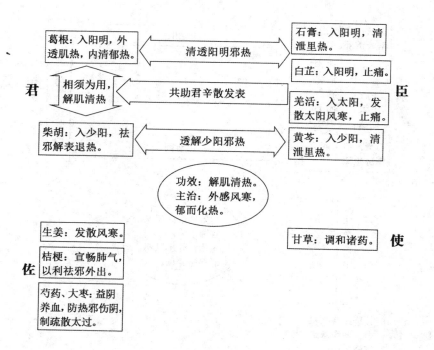

升麻葛根汤

（原方出自《太平惠民和剂局方》）

方　歌

升麻葛根_汤君升麻，葛根生津透疹佳。
6克　　　9克

白芍益阴防升散，甘草调药初疹发。
6克　　　　　6克

图　解

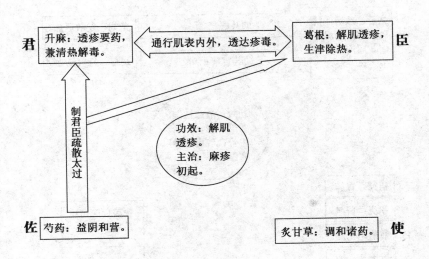

第三节　扶正解表剂

败毒散

（原方出自《太平惠民和剂局方》）

方　歌

败毒散二活（羌活、独活）散风寒，川芎柴胡活血退热专。
　　　　6克　6克　　　　　6克　6克

桔梗升枳壳降人参前胡茯苓，甘草生姜薄荷气虚感。
6克　6克　6克 6克 6克　　3克　6克 6克

图　解

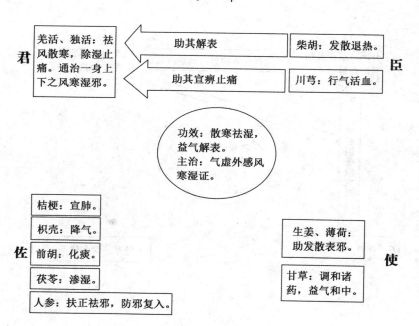

君　羌活、独活：祛风散寒，除湿止痛。通治一身上下之风寒湿邪。

　助其解表　　柴胡：发散退热。　臣

　助其宣痹止痛　　川芎：行气活血。

功效：散寒祛湿，益气解表。
主治：气虚外感风寒湿证。

佐
桔梗：宣肺。
枳壳：降气。
前胡：化痰。
茯苓：渗湿。
人参：扶正祛邪，防邪复入。

使
生姜、薄荷：助发散表邪。
甘草：调和诸药，益气和中。

参苏饮

（原方出自《太平惠民和剂局方》）

方　歌

参苏饮君紫苏叶佐人参，解肌舒筋用葛根。
　　　9克　　9克　　　　　　　　9克

半夏前胡桔梗茯苓陈皮木香枳壳，甘草生姜大枣虚感神。
9克　9克　6克　9克　6克　6克　6克　　6克　7片　1个

图　解

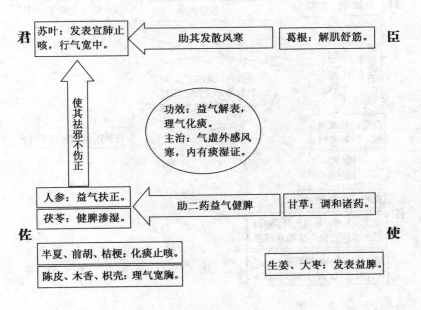

君　苏叶：发表宣肺止咳，行气宽中。

助其发散风寒

葛根：解肌舒筋。　臣

使其祛邪不伤正

功效：益气解表，理气化痰。
主治：气虚外感风寒，内有痰湿证。

人参：益气扶正。
茯苓：健脾渗湿。

助二药益气健脾

甘草：调和诸药。

佐

半夏、前胡、桔梗：化痰止咳。
陈皮、木香、枳壳：理气宽胸。

生姜、大枣：发表益脾。

使

再造散

(原方出自《伤寒六书》)

方 歌

再造散发表用桂枝羌活，细辛防风发散风寒襄。
　　　　3克　3克　　2克　3克

人参黄芪附子炒白芍煨姜大枣，甘草调阳虚外感康。
3克　6克　3克　1撮克3克　2枚　1.5克

图 解

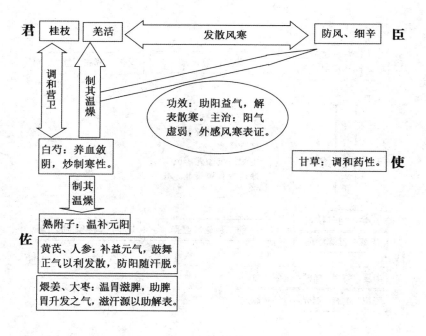

君 桂枝 ｜ 羌活 ←→ 发散风寒 ←→ 防风、细辛 **臣**

调和营卫 ｜ 制其温燥

白芍：养血敛阴，炒制寒性。

功效：助阳益气，解表散寒。主治：阳气虚弱，外感风寒表证。

甘草：调和药性。 **使**

制其温燥

熟附子：温补元阳

佐 黄芪、人参：补益元气，鼓舞正气以利发散，防阳随汗脱。

煨姜、大枣：温胃滋脾，助脾胃升发之气，滋汗源以助解表。

麻黄附子细辛汤

（原方出自《伤寒论》）

方 歌

麻黄附子细辛汤，君臣佐药次弟襄。
6克　9克　3克

助阳解表两不误，阳虚外感服之康。

图 解

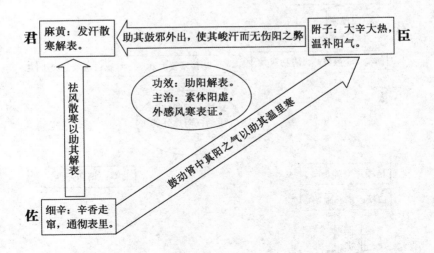

君　麻黄：发汗散寒解表。

助其鼓邪外出，使其峻汗而无伤阳之弊

臣　附子：大辛大热，温补阳气。

祛风散寒以助其解表

功效：助阳解表。
主治：素体阳虚，外感风寒表证。

鼓动肾中真阳之气以助其温里寒

佐　细辛：辛香走窜，通彻表里。

加减葳蕤汤

（原方出自《重订通俗伤寒论》）

方 歌

加减葳蕤汤薄荷佳，葱白淡豆豉助薄表可发。
　9克　4.5克　　6克 12克

白薇清桔梗宣大枣养血，甘草调阴虚外感夸。
　3克　4.5克　2枚　　1.5克

图 解

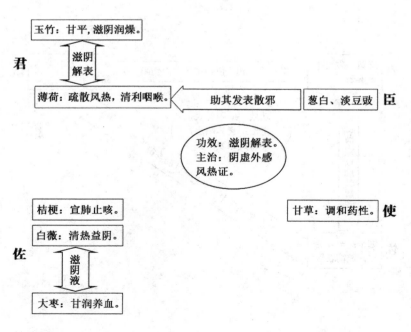

君

玉竹：甘平，滋阴润燥。

滋阴解表

薄荷：疏散风热，清利咽喉。　助其发表散邪　葱白、淡豆豉 **臣**

功效：滋阴解表。
主治：阴虚外感
风热证。

桔梗：宣肺止咳。　　　　　甘草：调和药性。 **使**

白薇：清热益阴。

佐　滋阴液

大枣：甘润养血。

葱白七味饮

（原方出自《外台秘要》）

方　歌

葱白七味饮葛根共享，麦冬干地黄滋阴把血养。
　　9克　　　9克　　　　9克　9克

淡豆豉生姜发表寒，血虚外感劳水尝。
　6克　　6克

图　解

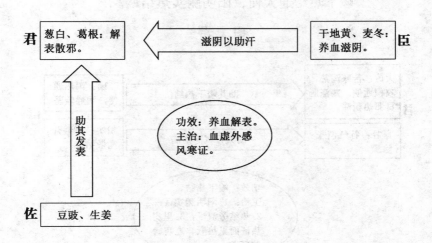

君　葱白、葛根：解表散邪。

滋阴以助汗

干地黄、麦冬：养血滋阴。　臣

助其发表

功效：养血解表。
主治：血虚外感风寒证。

佐　豆豉、生姜

第二章 泻下剂

第一节 寒下剂

大承气汤

（原方出自《伤寒论》）

方 歌

大承气汤大黄厚朴先，枳实行气芒硝软坚。
　　　　12克 24克　　　12克　　　9克

峻下热结通大便，阳明腑实热结蠲。

图 解

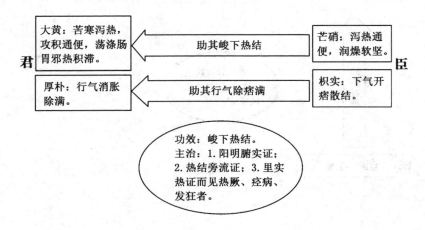

大黄：苦寒泻热，攻积通便，荡涤肠胃邪热积滞。

厚朴：行气消胀除满。

君

助其峻下热结

助其行气除痞满

芒硝：泻热通便，润燥软坚。

枳实：下气开痞散结。

臣

功效：峻下热结。
主治：1.阳明腑实证；
2.热结旁流证；3.里实热证而见热厥、痉病、发狂者。

大陷胸汤

（原方出自《伤寒论》）

方　歌

<u>甘遂</u>峻下**大陷胸**，<u>芒硝</u>软坚<u>大黄</u>攻。
　1克　　　　　　10克　　　　10克

大结胸证心下硬，泻热逐水肠腑通。

图　解

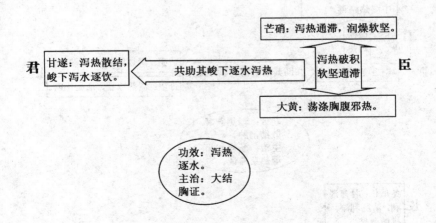

君 甘遂：泻热散结，峻下泻水逐饮。

共助其峻下逐水泻热

芒硝：泻热通滞，润燥软坚。

泻热破积软坚通滞

大黄：荡涤胸腹邪热。

臣

功效：泻热逐水。
主治：大结胸证。

大黄牡丹汤

（原方出自《金匮要略》）

方　歌

大黄牡丹皮汤治肠痈，桃仁活血芒硝通。
12克　3克　　　　　　　　9克　　　9克

清肠利湿冬瓜仁，泻下清利破瘀功。
　　　　　30克

图　解

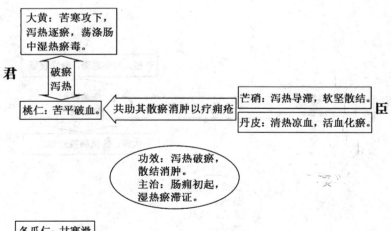

君

大黄：苦寒攻下，泻热逐瘀，荡涤肠中湿热瘀毒。

破瘀
泻热

桃仁：苦平破血。

共助其散瘀消肿以疗痈疮

芒硝：泻热导滞，软坚散结。

丹皮：清热凉血，活血化瘀。

臣

功效：泻热破瘀，散结消肿。
主治：肠痈初起，湿热瘀滞证。

佐

冬瓜仁：甘寒滑利，清肠利湿，排脓散结。

第二节 温下剂

大黄附子汤

（原方出自《金匮要略》）

方　歌

大黄附子汤君**附片**，**大黄**荡涤通大便。
　　　　　　12克　　9克

细辛温经又温里，寒积里实立可验。
　3克

图　解

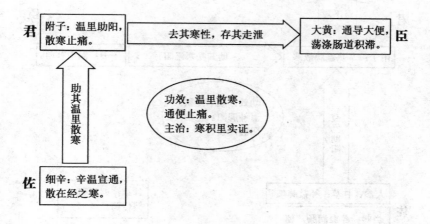

君 附子：温里助阳，散寒止痛。　→　去其寒性，存其走泄　→　大黄：通导大便，荡涤肠道积滞。 **臣**

助其温里散寒

功效：温里散寒，通便止痛。
主治：寒积里实证。

佐 细辛：辛温宣通，散在经之寒。

温脾汤

（原方出自《备急千金要方》）

方 歌

温脾汤附子大黄攻，干姜助阳芒硝通。
9克　　　6克

当归人参甘草益气血，阳虚冷积此方宗。
9克　6克　6克

图 解

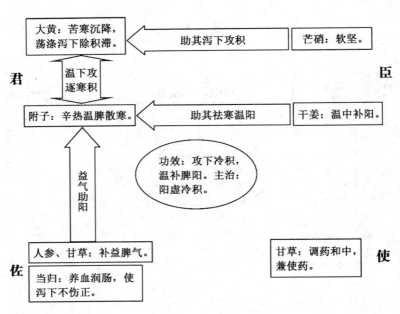

君　大黄：苦寒沉降，荡涤泻下除积滞。　←　助其泻下攻积　芒硝：软坚。　**臣**

温下攻逐寒积

附子：辛热温脾散寒。　←　助其祛寒温阳　干姜：温中补阳。

益气助阳

功效：攻下冷积，温补脾阳。主治：阳虚冷积。

佐　人参、甘草：补益脾气。

当归：养血润肠，使泻下不伤正。

甘草：调药和中，兼使药。　**使**

三物备急丸

（原方出自《金匮要略》）

方　歌

三物备急丸巴豆涤，干姜散结逐冷积。
　　　　30克　　　30克

大黄推陈出新佐，寒实腹痛定可医。
　30克

图　解

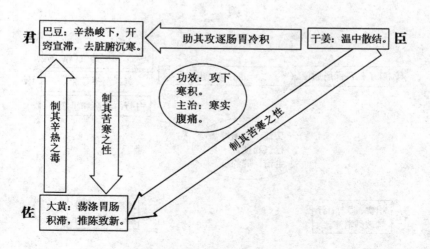

第三节　润下剂

麻子仁丸

（原方出自《伤寒论》）

方　歌

麻子仁丸润肠佳，白芍缓杏仁降大黄下。
　20克　　　　　　9克　　10克　12克

枳实厚朴行气破结滞，蜂蜜缓承气又助麻。
　9克　9克

图　解

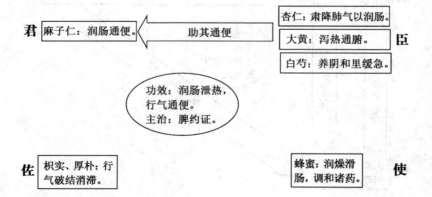

君　麻子仁：润肠通便。　←　助其通便

杏仁：肃降肺气以润肠。
大黄：泻热通腑。　　**臣**
白芍：养阴和里缓急。

功效：润肠泄热，行气通便。
主治：脾约证。

佐　枳实、厚朴：行气破结消滞。

蜂蜜：润燥滑肠，调和诸药。　**使**

五仁丸

（原方出自《世医得效方》）

方 歌

五仁丸中<u>杏仁</u>降，<u>桃仁</u>润燥又滑肠。
　　　　15克　　　　15克

<u>郁李仁柏子仁松子仁</u>陈皮运，津枯便秘水汪汪。
　　5克　　　9克

图 解

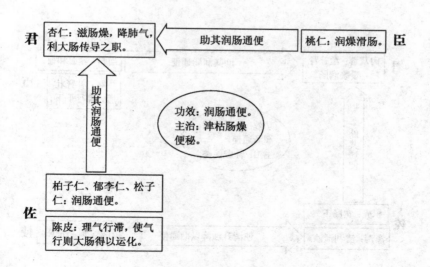

君　杏仁：滋肠燥，降肺气，利大肠传导之职。　　助其润肠通便　　桃仁：润燥滑肠。　臣

助其润肠通便

功效：润肠通便。
主治：津枯肠燥便秘。

佐　柏子仁、郁李仁、松子仁：润肠通便。

陈皮：理气行滞，使气行则大肠得以运化。

济川煎

（原方出自《景岳全书》）

方 歌

济川煎肉苁蓉温肾精，当归补血牛膝下行。
6-9克　　　9-15克　　6克

枳壳下气泽泻渗利，升麻升肾虚便秘轻。
3克　　4.5克　　1.5-3克

图 解

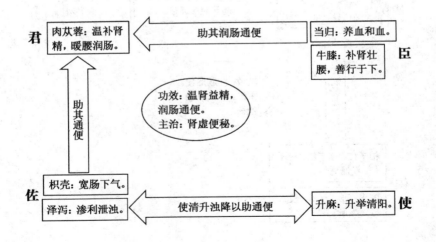

君　肉苁蓉：温补肾精，暖腰润肠。

助其润肠通便

当归：养血和血。　臣
牛膝：补肾壮腰，善行于下。

助其通便

功效：温肾益精，润肠通便。
主治：肾虚便秘。

佐　枳壳：宽肠下气。
泽泻：渗利泄浊。

使清升浊降以助通便

升麻：升举清阳。　使

第四节　逐水剂

十枣汤

（原方出自《伤寒论》）

方　歌

甘遂_{大戟}戟芫_花花**十枣汤**，悬饮水肿俱可尝。
各等分

十_大枣缓毒护胃气，空腹晨服粥自养。
10枚

图　解

君

| 甘遂：苦寒有毒，善行经隧之水湿。 |
| 大戟：苦寒，善泻脏腑之水邪。 |
| 芫花：辛温，善消胸胁伏饮痰癖。 |

防其逐水伤及脾胃　　缓君药毒性

功效：攻逐水饮。
主治：悬饮及水肿。

佐

| 大枣：益脾缓中。 |

禹功散

（原方出自《儒门事亲》）

方　歌

禹功_{散黑}牵牛消痰水，行气止痛用小茴_香。
12克　　　　　　　　　　　　　6克

姜汁调服和胃气，逐水消肿势可摧。
适量

图　解

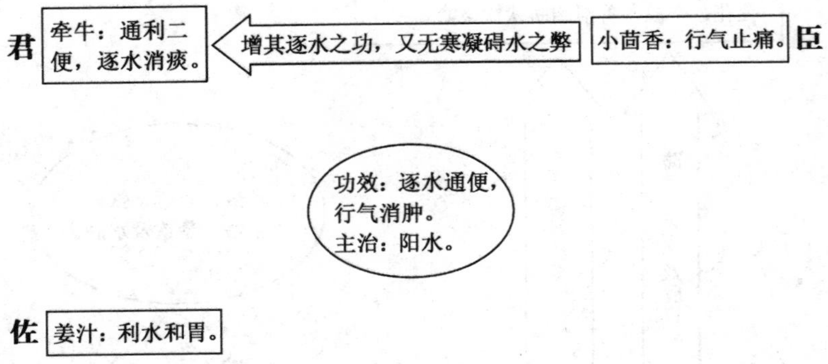

君 | 牵牛：通利二便，逐水消痰。 ← 增其逐水之功，又无寒凝碍水之弊 → 小茴香：行气止痛。 | 臣

功效：逐水通便，
行气消肿。
主治：阳水。

佐 | 姜汁：利水和胃。

第五节 攻补兼施剂

黄龙汤

（原方出自《伤寒六书》）

方 歌

黄龙汤中用**大黄**，**芒硝**润燥软坚忙。
　　　　9克　　　6克

枳实厚**朴**当**归**人**参桔梗**佐，**生姜**大**枣甘草**攻补方。
　9克 9克 6克 9克 1撮　　3片 2枚 3克

图 解

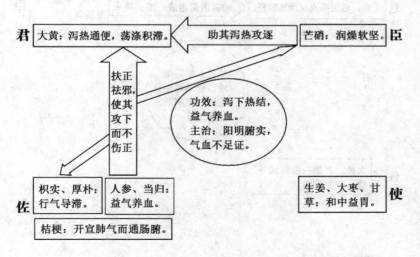

增液承气汤

（原方出自《温病条辨》）

方　歌

增液承气汤用**玄参**，**麦**冬**生**地滋阴增液臣。
　　　　30克　　24克 24克

大黄泄热**芒**硝软坚，热结阴亏效如神。
　9克　　　5克

图　解

君 | 玄参：滋阴降火，泄热软坚。 | ◁ 助其滋阴增液，泄热降火 | 麦冬、生地：甘寒质润。 | **臣**

功效：滋阴增液，泄热通便。
主治：阳明热结阴亏证。

佐 | 大黄、芒硝：泄热通便，软坚润燥。

第三章 和解剂

第一节 和解少阳剂

小柴胡汤

（原方出自《伤寒论》）

方 歌

小柴胡汤和解方，黄芩苦寒清少阳。
　24克　　　　　　9克

生姜半夏降逆人参大枣补，甘草助参枣理法彰。
9克 9克　　　9克 4枚　　9克

图 解

君　| 柴胡：透泄疏散少阳之邪，疏泄气机之郁滞。 | ←一散一清，以解少阳之邪→ | 黄芩：清泄少阳之热。 | 臣

功效：和解少阳。
主治：1.伤寒少阳证；2.妇人中风，热入血室；3.疟疾、黄疸等病而见少阳证。

半夏、生姜：和胃降逆止呕。

佐　| 人参、大枣：益气补脾，扶正以祛邪。 | ←助其扶正 | 炙甘草：调和诸药。 | 使

蒿芩清胆汤

（原方出自《通俗伤寒论》）

方　歌

青蒿 黄芩 清胆汤利湿方，陈皮枳壳竹茹半夏化痰忙。
4.5-6克 4.5-9克　　　　　　4.5克 4.5克 9克 4.5克

赤茯苓碧玉散①清湿热，少阳湿热理法彰。
9克　　 9克

图　解

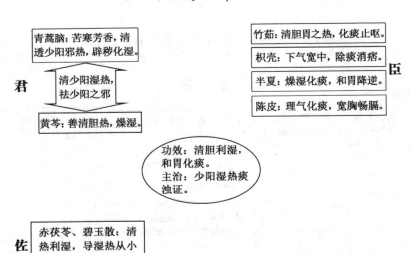

君

青蒿脑：苦寒芳香，清
透少阳邪热，辟秽化湿。

清少阳湿热，
祛少阳之邪

黄芩：善清胆热，燥湿。

臣

竹茹：清胆胃之热，化痰止呕。

枳壳：下气宽中，除痰消痞。

半夏：燥湿化痰，和胃降逆。

陈皮：理气化痰，宽胸畅膈。

功效：清胆利湿，
和胃化痰。
主治：少阳湿热痰
浊证。

佐

赤茯苓、碧玉散：清
热利湿，导湿热从小
便而去。

①　碧玉散：即六一散加青黛。组成为滑石、青黛、甘草。

截疟七宝饮

（原方出自《杨氏家藏方》）

方 歌

截疟七宝饮用 <u>常山</u> ，<u>槟榔</u>散结_草果祛痰。
方中各药均6克

<u>青</u>皮<u>陈</u>皮行气_厚朴燥湿，_甘草补和中疟疾专。

图 解

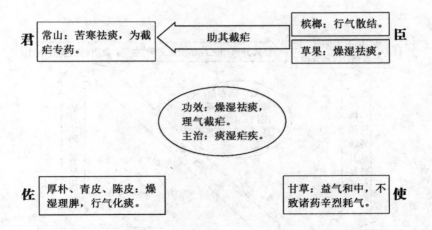

君 常山：苦寒祛痰，为截疟专药。

助其截疟

臣 槟榔：行气散结。

草果：燥湿祛痰。

功效：燥湿祛痰，
理气截疟。
主治：痰湿疟疾。

佐 厚朴、青皮、陈皮：燥湿理脾，行气化痰。

使 甘草：益气和中，不致诸药辛烈耗气。

第二节　调和肝脾剂

四逆散

（原方出自《伤寒论》）

方　歌

四逆散中柴_胡疏肝，白芍养血制柴散。
　　　6克　　　　　6克

枳实理气助柴芍，甘草和中肝脾专。
6克　　　　　　6克

图　解

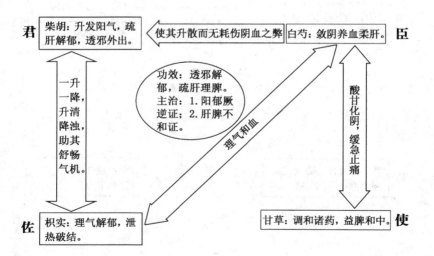

君　柴胡：升发阳气，疏肝解郁，透邪外出。

使其升散而无耗伤阴血之弊　白芍：敛阴养血柔肝。　臣

一升一降，升清降浊，助其舒畅气机。

功效：透邪解郁，疏肝理脾。
主治：1.阳郁厥逆证；2.肝脾不和证。

理气和血

酸甘化阴，缓急止痛

佐　枳实：理气解郁，泄热破结。

甘草：调和诸药，益脾和中。　使

逍遥散

（原方出自《太平惠民和剂局方》）

方　歌

逍遥散柴胡解郁专，当归养血白芍柔肝。
　　9克　　　　　　9克　　　　9克

茯苓白术甘草生姜薄荷散，柴胡使调肝养血餐。
9克 9克 4.5克 3片 6克

图　解

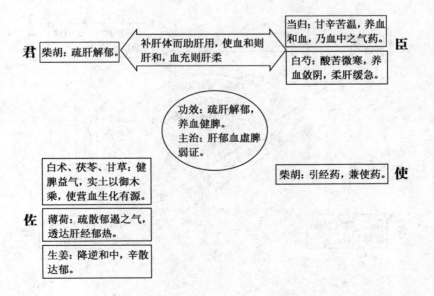

君　柴胡：疏肝解郁。

补肝体而助肝用，使血和则肝和，血充则肝柔

臣　当归：甘辛苦温，养血和血，乃血中之气药。

白芍：酸苦微寒，养血敛阴，柔肝缓急。

功效：疏肝解郁，养血健脾。
主治：肝郁血虚脾弱证。

佐

白术、茯苓、甘草：健脾益气，实土以御木乘，使营血生化有源。

薄荷：疏散郁遏之气，透达肝经郁热。

生姜：降逆和中，辛散达郁。

使　柴胡：引经药，兼使药。

痛泻要方

（原方出自《丹溪心法》）

方　歌

痛泻要方<u>白</u>术补脾，<u>白芍</u>柔肝又缓急。
　　　　　9克　　　　6克

陈皮醒脾兼和胃，<u>防风</u>引脾散肝气。
4.5克　　　　　　3克

图　解

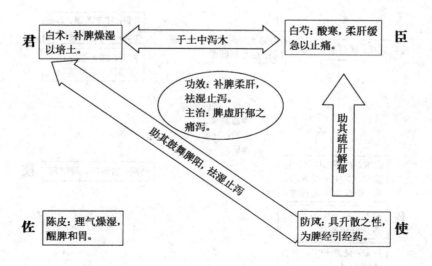

君　白术：补脾燥湿以培土。　　于土中泻木　　白芍：酸寒，柔肝缓急以止痛。　臣

功效：补脾柔肝，祛湿止泻。
主治：脾虚肝郁之痛泻。

助其鼓舞脾阳，祛湿止泻

助其疏肝解郁

佐　陈皮：理气燥湿，醒脾和胃。　　　防风：具升散之性，为脾经引经药。　使

第三节 调和寒热剂

半夏泻心汤

（原方出自《伤寒论》）

方　歌

半夏泻心汤降胃逆，黄芩黄连干姜寒热倚。
　　12克　　　　　9克 3克 9克

人参大枣甘温益中气，甘草和中除胃痞。
9克 4枚　　　　　　　9克

图　解

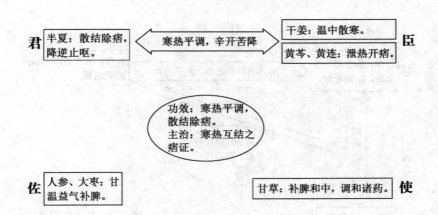

君 半夏：散结除痞，降逆止呕。　←→　寒热平调，辛开苦降　→　干姜：温中散寒。 **臣**
黄芩、黄连：泄热开痞。

功效：寒热平调，散结除痞。
主治：寒热互结之痞证。

佐 人参、大枣：甘温益气补脾。　　　甘草：补脾和中，调和诸药。 **使**

第四章　清热剂

第一节　清气分热剂

白虎汤

（原方出自《伤寒论》）

方　歌

白虎汤清热生石膏，知母滋阴又润燥。
　　　　　　50克　　　　18克

粳米甘草益胃津，气分热盛烦渴消。
9克　　6克

图　解

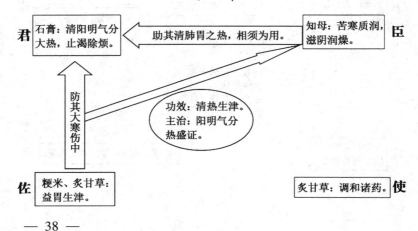

君　石膏：清阳明气分大热，止渴除烦。

助其清肺胃之热，相须为用。

知母：苦寒质润，滋阴润燥。　臣

防其大寒伤中

功效：清热生津。
主治：阳明气分热盛证。

佐　粳米、炙甘草：益胃生津。

炙甘草：调和诸药。　使

竹叶石膏汤

（原方出自《伤寒论》）

方 歌

竹叶石膏汤君**石膏**，_人**参麦**_冬补气养阴煲。
　　　　　　9克　　　6克 20克

<u>半</u>夏降<u>竹</u>叶清<u>甘</u>草_粳米养，伤寒温病余热消。
　9克　　6克　　6克 10克

图 解

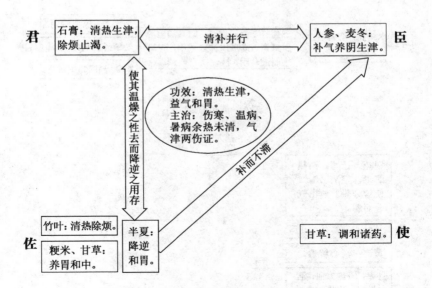

第二节　清营凉血剂

清营汤

（原方出自《温病条辨》）

方　歌

清营汤解毒水牛角，玄参麦冬生地滋阴妙。
　　　　　　30克　　9克 9克 15克

银花连翘竹叶心黄连丹参佐，热入营分营毒消。
　9克 6克　3克　5克 6克

图　解

君　水牛角：清解营分热毒。

三药甘寒养阴保津，助其清营凉血解毒。咸寒与甘寒并用，清营热而滋营阴，祛邪扶正兼顾。

生地黄：凉血滋阴。

麦冬：清热养阴生津。

玄参：滋阴降火解毒。

臣

功效：清热解毒，透热养阴。
主治：热入营分证。

佐　银花、连翘：清热解毒，轻清透泄，使营分热邪透出气分而解。

竹叶：清心除烦。

黄连：清心解毒。

丹参：清热凉血，活血散瘀，防热与血结。

犀角地黄汤

（原方出自《外台秘要》）

方　歌

犀角地黄_汤君**犀角**，<u>生地</u>凉血滋阴妙。
　　　　30克　　24克

<u>丹</u>_{参赤}芍活血散瘀斑，热入血分血热消。
9克 12克

图　解

君 犀角（水牛角）：凉血清心，解热毒。 ←── 助其清热凉血 ── 生地：凉血滋阴，复已失之阴血。 **臣**

功效：清热解毒，凉血散瘀。
主治：热入血分证。

佐 芍药、丹皮：清热凉血，活血散瘀，可收化斑之功。

第三节 气血两清剂

清瘟败毒饮

（原方出自《疫疹一得》）

方 歌

清瘟败毒饮用白虎，犀角地黄连解毒。

连翘竹叶清气玄参凉血，桔梗上行气血复。

图 解

君

	石膏、知母、甘草：取法白虎汤，清气分热而保津。
	黄连、黄芩、栀子：仿黄连解毒汤，通泻三焦火热。
	犀角（水牛角）、生地、赤芍、丹皮：为犀角地黄汤，清热解毒、凉血散瘀。
	连翘、竹叶：清气分之热。
	玄参：清热凉血。
	桔梗：载药上行。

功效：清热解毒，凉血泻火。
主治：温病气血两燔证。

第四节 清热解毒剂

黄连解毒汤

（原方出自《外台秘要》）

方 歌

黄连解毒汤大苦寒，黄芩清上焦黄柏下传。
　9克　　　　　　6克　　　6克

栀子清三焦导热下，三焦火毒全清完。
　9克

图 解

君 | 黄连：清心火及中焦之火。

黄芩：清上焦之火。 臣
黄柏：清中焦之火。

功效：泻火解毒。
主治：三焦火毒
热盛证。

佐 | 栀子：清三焦之火，
导热下行。

凉膈散

（原方出自《太平惠民和剂局方》）

方　歌

凉_膈散连翘清上焦，栀_{子黄}芩泻火大黄_芒硝。
　25克　　　　　　　　6克　6克　　　12克 12克

_薄荷清头目竹_叶清上，生津缓性甘_{草白}蜜邀。
　6克　　　　　3克　　　　　　　　12克 适量

图　解

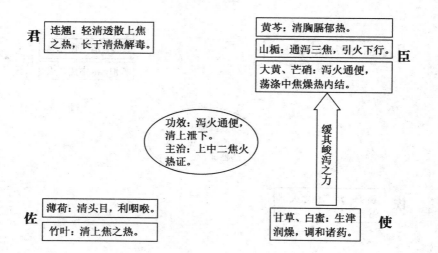

君　连翘：轻清透散上焦之热，长于清热解毒。

黄芩：清胸膈郁热。

山栀：通泻三焦，引火下行。　臣

大黄、芒硝：泻火通便，荡涤中焦燥热内结。

功效：泻火通便，清上泄下。
主治：上中二焦火热证。

缓其峻泻之力

佐　薄荷：清头目，利咽喉。

竹叶：清上焦之热。

甘草、白蜜：生津润燥，调和诸药。　使

普济消毒饮

（原方出自《东垣试效方》）

方 歌

普济消毒饮酒黄芩酒黄连，连翘僵蚕牛蒡子清头面。
　　　　　15克　15克　3克　2克　3克

马勃板蓝根玄参陈皮甘草桔梗人参，升麻柴胡上引头瘟荐。
3克　3克　6克　6克　6克　6克　9克　2克　6克

图 解

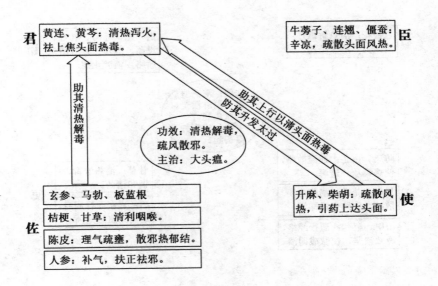

君　黄连、黄芩：清热泻火，祛上焦头面热毒。

臣　牛蒡子、连翘、僵蚕：辛凉，疏散头面风热。

助其清热解毒

助其上行以清头面热毒
防其升发太过

功效：清热解毒，疏风散邪。
主治：大头瘟。

玄参、马勃、板蓝根

桔梗、甘草：清利咽喉。

陈皮：理气疏壅，散邪热郁结。

人参：补气，扶正祛邪。

佐

使　升麻、柴胡：疏散风热，引药上达头面。

仙方活命饮

（原方出自《校注妇人良方》）

方　歌

仙方活命饮**金银花**，　**当归尾赤芍乳香没药陈皮佳**。
　　　　　　9克　　　　6克　6克 6克 6克 9克

防风**白芷贝**母花**粉穿**山甲**皂刺**，　**甘草调药酒通达**。
　6克 6克 6克 6克 6克　　6克　　　6克　　1碗

图　解

君　金银花：清热解毒疗疮，为"疮家圣药"。

当归尾、赤芍、乳香、没药、陈皮：行气活血通络，消肿止痛。　臣

功效：清热解毒，消肿溃坚，活血止痛。
主治：痈疡肿毒初起。

佐　防风、白芷：通滞散结，使热毒从外透解。

贝母、花粉：清热化痰散结，使脓未成即消。

山甲、皂刺：通行经络，透脓溃坚，使脓成即溃。

甘草：清热解毒，调和诸药。

酒：通瘀而行周身，助药力直达病所。　使

五味消毒饮

（原方出自《医宗金鉴》）

方　歌

五味消毒饮金银花，紫花地丁蒲公英解毒佳。
　　　　　30克　　　　12克　12克

野菊花紫背天葵疗疔毒，酒助药势脉通达。
12克　12克　　　　　少量

图　解

君　金银花：清热解毒，消散痈疮，为"治痈要药"。

蒲公英：清热解毒，消痈散结。

紫花地丁：清热解毒，凉血消痈。

臣

功效：清热解毒，消散疗疮。
主治：火毒结聚之疔疮。

佐　野菊花、紫背天葵：清热解毒。

四妙勇安汤

（原方出自《验方新编》）

方　歌

四妙勇安汤<u>金银</u>花先，<u>当归</u>活血<u>玄</u>参软坚。
　　　　90克　　　60克　　　90克

<u>甘草</u>解毒调诸药，大剂连服脱疽拈。
　30克

图　解

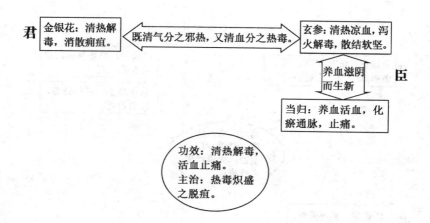

君　金银花：清热解毒，消散痈疽。

既清气分之邪热，又清血分之热毒

玄参：清热凉血，泻火解毒，散结软坚。

臣

养血滋阴而生新

当归：养血活血，化瘀通脉，止痛。

功效：清热解毒，活血止痛。
主治：热毒炽盛之脱疽。

佐　甘草：清热解毒，调和诸药。

第四节 清脏腑热剂

导赤散

（原方出自《小儿药证直诀》）

方 歌

导赤散生地与木通，竹叶清心除烦从。
　　　6克　　6克　　　3克

甘草梢解毒调诸药，心经火热全无踪。
　　6克

图 解

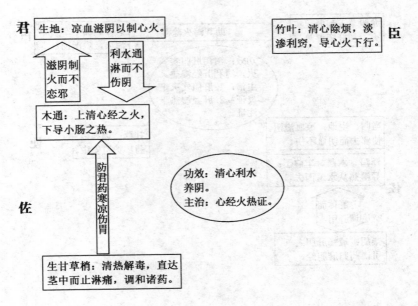

君 生地：凉血滋阴以制心火。

臣 竹叶：清心除烦，淡渗利窍，导心火下行。

滋阴制火而不恋邪

利水通淋而不伤阴

木通：上清心经之火，下导小肠之热。

防君药寒凉伤胃

功效：清心利水养阴。
主治：心经火热证。

佐 生甘草梢：清热解毒，直达茎中而止淋痛，调和诸药。

龙胆泻肝汤

（原方出自《医方集解》）

方　歌

<u>龙胆泻肝</u>汤大苦寒，<u>栀</u>子<u>黄芩</u>泻火燥湿参。
6克　　　　　　9克 9克

<u>车前</u>子<u>木通</u>泽<u>泻柴</u>胡当<u>归</u>生<u>地</u>，<u>甘</u>草调诸药护胃安。
9克　　6克 12克 6克 3克 9克　　6克

图　解

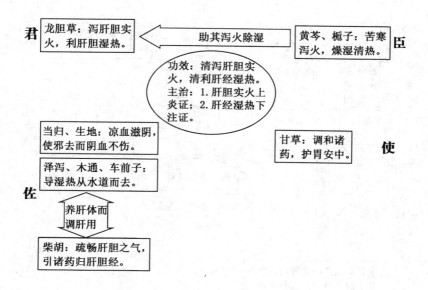

君　龙胆草：泻肝胆实火，利肝胆湿热。

助其泻火除湿

黄芩、栀子：苦寒泻火，燥湿清热。　臣

功效：清泻肝胆实火，清利肝经湿热。
主治：1.肝胆实火上炎证；2.肝经湿热下注证。

当归、生地：凉血滋阴，使邪去而阴血不伤。

泽泻、木通、车前子：导湿热从水道而去。

甘草：调和诸药，护胃安中。　使

佐

养肝体而调肝用

柴胡：疏畅肝胆之气，引诸药归肝胆经。

左金丸

（原方出自《丹溪心法》）

方　歌

左金丸中用<u>黄连</u>，肝胃两清标本兼。
　　　　18克

少佐<u>吴</u>茱<u>萸</u>解肝郁，制连引肝下气添。
　　3克

图　解

君　| 黄连：1.入肝经而清肝火；2.清胃热；3.清心火。

助其和胃降逆，制其之寒，使其泻火而不凉遏，苦寒而不伤胃，引其入肝经。

功效：清泻肝火，降逆止呕。
主治：肝火犯胃证。

佐　| 吴茱萸：辛开肝郁，苦降胃逆。

泻白散

（原方出自《小儿药证直诀》）

方　歌

泻白散清肺桑白皮邈，地骨皮甘寒伏火消。
　　　30克　　　　30克

炙甘草粳米养胃为佐使，泻肺清热咳喘抛。
　3克　一撮

图　解

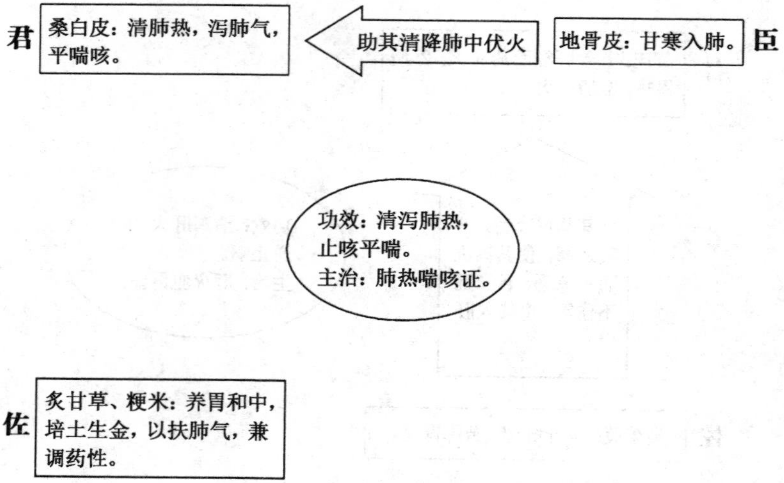

君 桑白皮：清肺热，泻肺气，平喘咳。

助其清降肺中伏火

地骨皮：甘寒入肺。 **臣**

功效：清泻肺热，
止咳平喘。
主治：肺热喘咳证。

佐 炙甘草、粳米：养胃和中，培土生金，以扶肺气，兼调药性。

苇茎汤

（原方出自《古今录验方》）

方 歌

甘寒清热**苇茎汤**，**瓜瓣**①**薏苡仁**排脓彰。
60克　　24克 30克

桃仁活血逐瘀血，肺痈热毒服之康。
9克

图 解

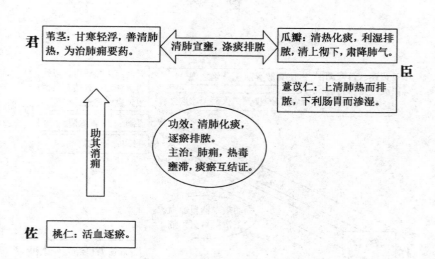

君　苇茎：甘寒轻浮，善清肺热，为治肺痈要药。

清肺宣壅，涤痰排脓

瓜瓣：清热化痰，利湿排脓，清上彻下，肃降肺气。

臣

薏苡仁：上清肺热而排脓，下利肠胃而渗湿。

助其消痈

功效：清肺化痰，逐瘀排脓。
主治：肺痈，热毒壅滞，痰瘀互结证。

佐　桃仁：活血逐瘀。

---

① 《张氏医通》等医书认为是甜瓜子，现在则多用冬瓜子。

清胃散

（原方出自《脾胃论》）

方　歌

清胃散黄连苦寒方，升麻解毒丹皮生地凉。
　　9克　　　　6克　　　6克 6克

当归活血消肿痛，胃火牙痛服之康。
　6克

图　解

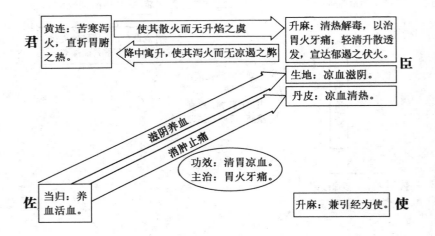

黄连：苦寒泻火，直折胃腑之热。 **君**

使其散火而无升焰之虞

降中寓升，使其泻火而无凉遏之弊

升麻：清热解毒，以治胃火牙痛；轻清升散透发，宣达郁遏之伏火。 **臣**

生地：凉血滋阴。

丹皮：凉血清热。

滋阴养血

消肿止痛

当归：养血活血。 **佐**

功效：清胃凉血。
主治：胃火牙痛。

升麻：兼引经为使。 **使**

玉女煎

（原方出自《景岳全书》）

方　歌

石膏清热玉女煎，熟地滋阴肾水添。
9-15克　　　　9-30克

知母助君臣麦冬助地，牛膝下行牙痛拈。
　5克　　6克　　　5克

图　解

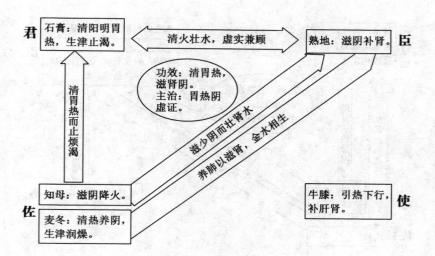

君　石膏：清阳明胃　　　　清火壮水，虚实兼顾　　　熟地：滋阴补肾。　臣
　　　　热，生津止渴。

清胃热而止烦渴

功效：清胃热，
滋肾阴。
主治：胃热阴
虚证。

滋少阴而壮肾水

养肺以滋肾，金水相生

知母：滋阴降火。

牛膝：引热下行，　使
补肝肾。

佐　麦冬：清热养阴，
生津润燥。

芍药汤

（原方出自《素问病机气宜保命集》）

方　歌

黄芩 黄连燥湿**芍药汤**，当归 白芍养血木香槟榔。
15克 15克　　　　　　　　 15克 30克　 6克　6克

大黄通用 肉桂反佐，甘草调药痢疾康。
　9克　　　　5克　　　6克

图　解

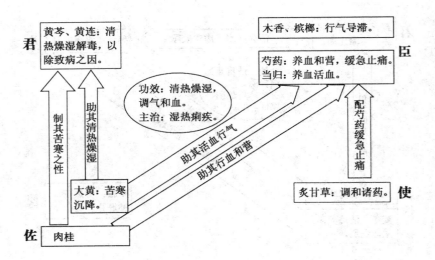

白头翁汤

（原方出自《伤寒论》）

方　歌

白头翁汤清热毒，黄柏黄连清肠湿热除。
15克　　　　　9克　9克

秦皮收涩兼止痢，热毒痢疾俱可逐。
9克

图　解

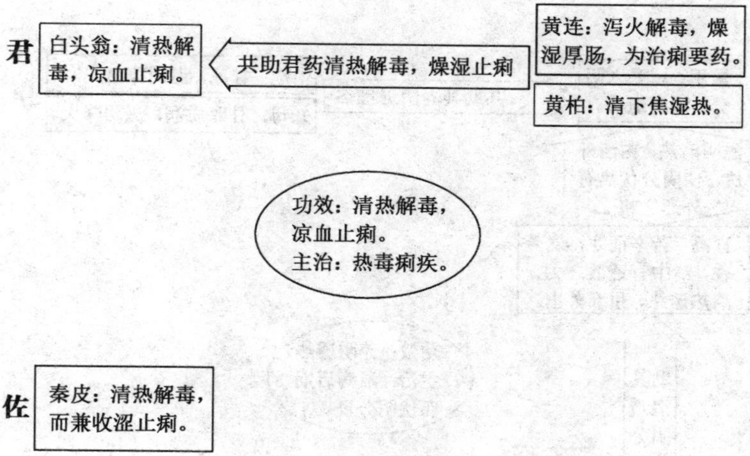

君 白头翁：清热解毒，凉血止痢。

共助君药清热解毒，燥湿止痢

黄连：泻火解毒，燥湿厚肠，为治痢要药。

黄柏：清下焦湿热。

臣

功效：清热解毒，凉血止痢。
主治：热毒痢疾。

佐 秦皮：清热解毒，而兼收涩止痢。

第五节　清虚热剂

青蒿鳖甲汤

（原方出自《温病条辨》）

方　歌

吴氏**青蒿鳖甲汤**，知母生地助鳖滋阴良。
　　　6克　15克　　　6克　12克

丹皮助蒿清伏火，邪伏阴分虚热康。
9克

图　解

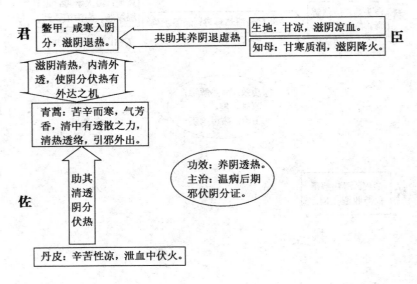

君　鳖甲：咸寒入阴分，滋阴退热。

共助其养阴退虚热

生地：甘凉，滋阴凉血。
知母：甘寒质润，滋阴降火。　臣

滋阴清热，内清外透，使阴分伏热有外达之机

青蒿：苦辛而寒，气芳香，清中有透散之力，清热透络，引邪外出。

助其清透阴分伏热

功效：养阴透热。
主治：温病后期邪伏阴分证。

佐

丹皮：辛苦性凉，泄血中伏火。

清骨散

（原方出自《证治准绳》）

方 歌

清骨散用银柴胡，知母胡黄连与地骨皮。
5克　　3克　3克　　　3克

秦艽青蒿透热鳖甲滋阴，甘草调药虚热伏。
3克 3克　　3克　　　2克

图 解

君

银柴胡：直入阴分而清热凉血，善退虚劳骨蒸之热，且无苦燥之弊。

三药俱入阴退虚火，助君药清骨蒸劳热

知母：甘寒质润，滋阴降火。

胡黄连：入血分而清虚热。

地骨皮：凉血而退有汗之骨蒸。

臣

功效：清虚热，退骨蒸。
主治：肝肾阴虚，虚火内扰证。

佐

秦艽、青蒿：清虚热并透伏热以外解。

鳖甲：咸寒，滋阴潜阳，引药入阴分。

甘草：调和诸药，防苦寒药物损伤胃气。

使

当归六黄汤

（原方出自《兰室秘藏》）

方　歌

当归六黄汤二地黄，黄芩黄连黄柏黄芪共煎尝。
6克　　　各6克　　6克 6克 6克 12克

滋阴泻火兼固表，阴虚火旺盗汗良。

图　解

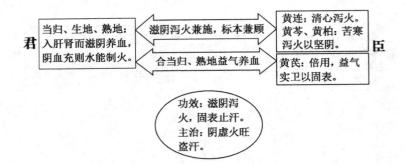

君　当归、生地、熟地：入肝肾而滋阴养血，阴血充则水能制火。

滋阴泻火兼施，标本兼顾

合当归、熟地益气养血

黄连：清心泻火。
黄芩、黄柏：苦寒泻火以坚阴。

黄芪：倍用，益气实卫以固表。　臣

功效：滋阴泻火，固表止汗。
主治：阴虚火旺盗汗。

第五章　祛暑剂

第一节　祛暑解表剂

香薷散

（原方出自《太平惠民和剂局方》）

方　歌

香薷散祛暑解表方，**厚朴**行气化湿良。
　10克　　　　　　　5克

扁豆渗湿健脾胃，入 **酒** 少许阴暑康。
　5克　　　　　　　　少量

图　解

君　香薷：芳香质轻，辛温发散，夏月祛暑解表要药。

厚朴：行气除满，燥湿运脾。　**臣**

功效：祛暑解表，化湿和中。
主治：阴暑。

佐　白扁豆：甘淡性平，健脾和中，渗湿消暑。

酒：温经脉，通阳气，使药力畅达周身。　**使**

— 61 —

第二节　祛暑利湿剂

六一散

（原方出自《黄帝素问宣明论方》）

方　歌

六一散滑石通水道，清热益气加甘草。
　　18克　　　　　　　　　　　3克

益元散加辰砂碧玉散加青黛，鸡苏散加薄荷加之妙。
　　1克　　　9克　　　　　6克

图　解

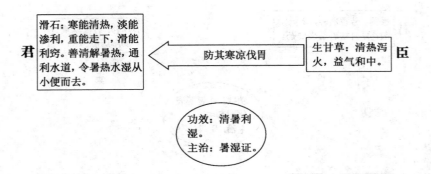

君　滑石：寒能清热，淡能渗利，重能走下，滑能利窍。善清解暑热，通利水道，令暑热水湿从小便而去。

防其寒凉伐胃

生甘草：清热泻火，益气和中。　臣

功效：清暑利湿。
主治：暑湿证。

桂苓甘露散

（原方出自《黄帝素问宣明论方》）

方　歌

桂苓甘露_散滑石主，**寒水**_石石膏善解暑。
120克　　　60克　60克

泽泻二苓_{（茯苓、猪苓）}白术官桂，甘草调药暑湿除。
30克　　　30克 15克 15克 15克　　60克

图　解

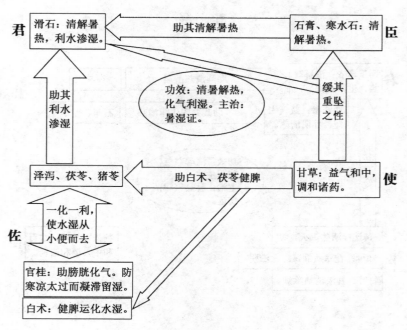

君　滑石：清解暑热，利水渗湿。

助其清解暑热

石膏、寒水石：清解暑热。　臣

助其利水渗湿

功效：清暑解热，化气利湿。主治：暑湿证。

缓其重坠之性

泽泻、茯苓、猪苓

助白术、茯苓健脾

甘草：益气和中，调和诸药。　使

一化一利，使水湿从小便而去

佐

官桂：助膀胱化气。防寒凉太过而凝滞留湿。

白术：健脾运化水湿。

第三节 祛暑益气剂

清暑益气汤

（原方出自《温热经纬》）

方　歌

清暑益气汤二西（西洋参、西瓜翠衣）主，石斛麦冬养阴荷梗解暑。
　　　　　5克　30克　　　　　　　15克 9克　　　15克

知母黄连泻火竹叶除烦，甘草梗米益胃和中补。
　6克 3克　　　6克　　　　　3克 15克

图　解

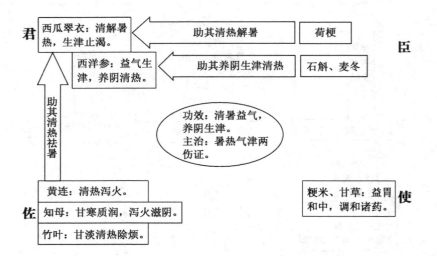

君

西瓜翠衣：清解暑热，生津止渴。　← 助其清热解暑　荷梗　臣

西洋参：益气生津，养阴清热。　← 助其养阴生津清热　石斛、麦冬

助其清热祛暑

功效：清暑益气，养阴生津。
主治：暑热气津两伤证。

黄连：清热泻火。

佐 知母：甘寒质润，泻火滋阴。

竹叶：甘淡清热除烦。

粳米、甘草：益胃和中，调和诸药。　使

第六章　温里剂

第一节　温中祛寒剂

理中丸

（原方出自《伤寒论》）

方　歌

理中丸干姜温脾阳，人参补气健脾良。
　　　9克　　　　　　　9克

白术健脾燥湿佐，甘草调益气缓急康。
　9克　　　　　　　9克

图　解

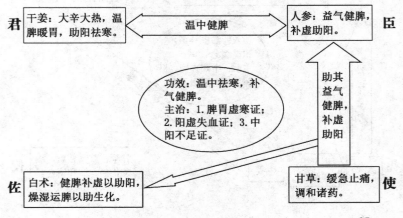

君　干姜：大辛大热，温脾暖胃，助阳祛寒。　　　温中健脾　　　　人参：益气健脾，补虚助阳。　臣

功效：温中祛寒，补气健脾。
主治：1.脾胃虚寒证；2.阳虚失血证；3.中阳不足证。

助其益气健脾，补虚助阳

佐　白术：健脾补虚以助阳，燥湿运脾以助生化。　　　甘草：缓急止痛，调和诸药。　使

小建中汤

（原方出自《伤寒论》）

方　歌

饴糖缓急**小建中**汤，白芍养阴桂枝从。

30克　　　　　　　　18克　　　9克

生姜温胃大枣益气，甘草调益气中焦雄。

9克　　6克　　　　6克

图　解

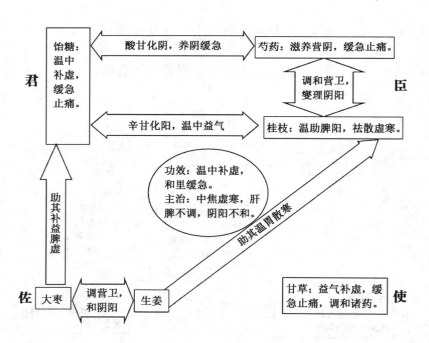

吴茱萸汤

（原方出自《伤寒论》）

方　歌

温中降逆**吴茱萸**汤，生姜止呕温胃虚。
　　　　　　克　　　　　18克
　　　　　9克

人参健脾又益气，大枣合参姜调药拘。
　9克　　　　　　4枚

图　解

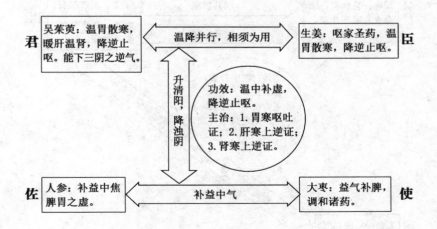

君 吴茱萸：温胃散寒，暖肝温肾，降逆止呕。能下三阴之逆气。

温降并行，相须为用 →

生姜：呕家圣药，温胃散寒，降逆止呕。 **臣**

升清阳，降浊阴

功效：温中补虚，降逆止呕。
主治：1.胃寒呕吐证；2.肝寒上逆证；3.肾寒上逆证。

佐 人参：补益中焦脾胃之虚。

补益中气

大枣：益气补脾，调和诸药。 **使**

大建中汤

（原方出自《金匮要略》）

方 歌

大建中汤蜀椒香，干姜温胃纳饴糖。
6克　　　12克　　　30克

人参补脾建中脏，中虚寒盛脘痛康。
6克

图 解

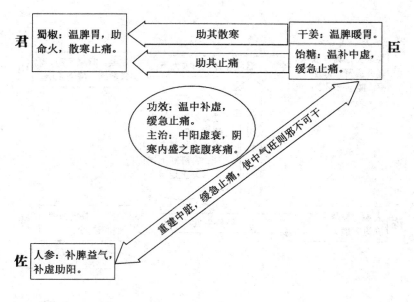

君　蜀椒：温脾胃，助命火，散寒止痛。

助其散寒

助其止痛

干姜：温脾暖胃。
饴糖：温补中虚，缓急止痛。　臣

功效：温中补虚，缓急止痛。
主治：中阳虚衰，阴寒内盛之脘腹疼痛。

重建中脏，缓急止痛，使中气旺则邪不可干

佐　人参：补脾益气，补虚助阳。

第二节　回阳救逆剂

四逆汤

（原方出自《伤寒论》）

方　歌

四逆汤附子温元阳，干姜温中通脉忙。
　　　15克　　　　　6克

甘草调益气缓姜附，心肾阳衰寒厥康。
6克

图　解

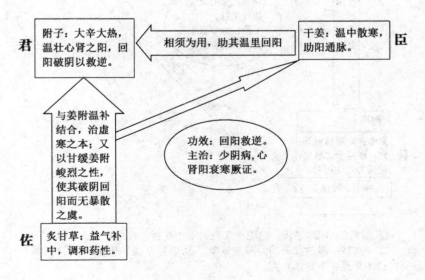

君 附子：大辛大热，温壮心肾之阳，回阳破阴以救逆。

相须为用，助其温里回阳

臣 干姜：温中散寒，助阳通脉。

与姜附温补结合，治虚寒之本；又以甘缓姜附峻烈之性，使其破阴回阳而无暴散之虞。

功效：回阳救逆。
主治：少阴病，心肾阳衰寒厥证。

佐 炙甘草：益气补中，调和药性。

回阳救急汤

（原方出自《伤寒六书》）

方　歌

回阳救急汤用四逆①，六君②生姜益中气。
　　　　　　　　　　　　　3片

肉桂麝香温通五味子敛，三阴寒厥不可替。
3克 0.1克　　　3克

图　解

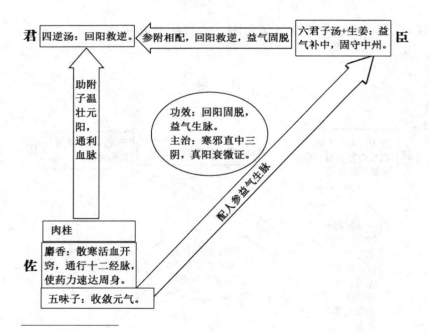

君　四逆汤：回阳救逆。　参附相配，回阳救逆，益气固脱　六君子汤+生姜：益气补中，固守中州。　臣

助附子温壮元阳，通利血脉

功效：回阳固脱，益气生脉。
主治：寒邪直中三阴，真阳衰微证。

配人参益气生脉

肉桂

麝香：散寒活血开窍，通行十二经脉，使药力速达周身。

佐

五味子：收敛元气。

---

①　四逆：即四逆汤，熟附子9克，干姜6克，甘草6克。
②　六君：即六君子汤，陈皮6克，制半夏9克，人参6克，茯苓9克，白术9克，炙甘草6克。

第三节　温经散寒剂

当归四逆汤

（原方出自《伤寒论》）

方　歌

当归四逆_汤**桂枝**魁，细辛助桂_白芍助归。
　12克　　　　9克　　　　3克　　9克

_甘草_大枣益气通_草通脉，血虚寒厥显神威。
　6克　8枚　　　　6克

图　解

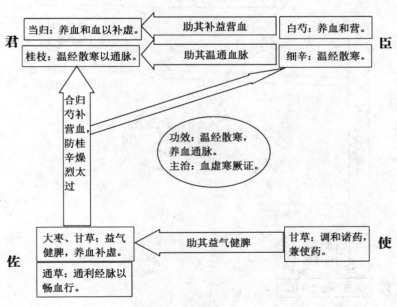

君

当归：养血和血以补虚。 ← 助其补益营血 ← 白芍：养血和营。 臣

桂枝：温经散寒以通脉。 ← 助其温通血脉 ← 细辛：温经散寒。

合归芍补营血，防桂辛燥烈太过

功效：温经散寒，养血通脉。
主治：血虚寒厥证。

佐

大枣、甘草：益气健脾，养血补虚。 ← 助其益气健脾 ← 甘草：调和诸药，兼使药。 使

通草：通利经脉以畅血行。

黄芪桂枝五物汤

（原方出自《金匮要略》）

方　歌

<u>黄芪</u>桂枝五物汤，<u>白芍</u>养血<u>桂</u>枝温阳。
　9克　　　　　　　　　9克　　　9克

_大枣助芪芍_生姜助桂，温散通经血痹康。
　4枚　　　　　18克

图　解

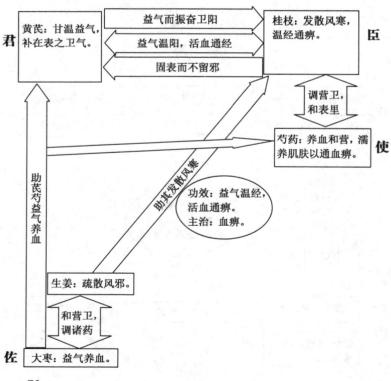

君　黄芪：甘温益气，补在表之卫气。

益气而振奋卫阳

益气温阳，活血通经

固表而不留邪

臣　桂枝：发散风寒，温经通痹。

调营卫，和表里

使　芍药：养血和营，濡养肌肤以通血痹。

助芪芍益气养血

助其发散风寒

功效：益气温经，活血通痹。
主治：血痹。

生姜：疏散风邪。

和营卫，调诸药

佐　大枣：益气养血。

暖肝煎

（原方出自《景岳全书》）

方 歌

暖肝煎温肾肉桂小茴香，乌药沉香散寒当归枸杞随。
　　　　3-6克　6克　　　6克　3克　　　　6-9克 9克

茯苓健脾生姜暖胃，寒滞肝脉肾虚推。
　6克　　　　3-5片

图 解

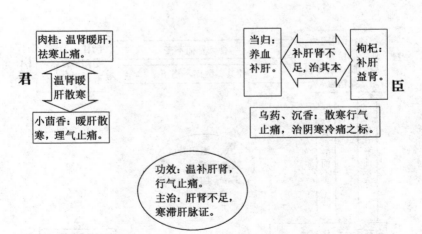

君

肉桂：温肾暖肝，祛寒止痛。

温肾暖肝散寒

小茴香：暖肝散寒，理气止痛。

当归：养血补肝。

补肝肾不足，治其本

枸杞：补肝益肾。

臣

乌药、沉香：散寒行气止痛，治阴寒冷痛之标。

功效：温补肝肾，行气止痛。
主治：肝肾不足，寒滞肝脉证。

佐

茯苓：渗温健脾。

生姜：散寒和胃，扶脾暖胃。

— 73 —

阳和汤

（原方出自《外科证治全生集》）

方　歌

阳和汤温阳熟地鹿角胶，炮姜炭肉桂散寒通脉煲。
　　　　　30克　9克　　2克　3克

白芥子通络麻黄通窍，甘草解毒阴疽消。
　6克　　　　2克　　　3克

图　解

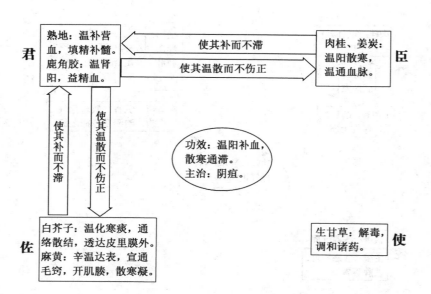

君

熟地：温补营血，填精补髓。
鹿角胶：温肾阳，益精血。

使其补而不滞

肉桂、姜炭：温阳散寒，温通血脉。

臣

使其温散而不伤正

使其补而不滞

使其温散而不伤正

功效：温阳补血，散寒通滞。
主治：阴疽。

佐

白芥子：温化寒痰，通络散结，透达皮里膜外。
麻黄：辛温达表，宣通毛窍，开肌腠，散寒凝。

生甘草：解毒，调和诸药。

使

第七章　表里双解剂

第一节　解表清里剂

葛根黄芩黄连汤

（原方出自《伤寒论》）

方　歌

葛根芩连汤君**葛根**，清热燥湿**黄芩黄连**臣。
　　　　　15克　　　　　　　　　9克　9克

甘草和中为佐使，解表清里此方神。
6克

图　解

君　葛根：外解肌表之邪，内清阳明之热，升发脾胃清阳而止泻生津。

黄芩、黄连：清热厚肠止利。　臣

功效：解表清里。
主治：表证未解，邪热入里证。

佐　甘草：甘缓和中，调和诸药。

— 75 —

第二节 解表温里剂

五积散

（原方出自《仙授理伤续断秘方》）

方 歌

五积散平胃散①化湿积，二陈汤②燥湿化痰积。

麻黄白芷干姜肉桂除寒积，当归芍药川芎化血积。
　6克　5克　6克　5克　　　　　5克　5克　5克

枳壳桔梗宽胸行气积，外感内积皆可医。
　9克　15克

图 解

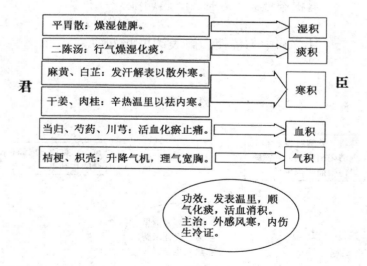

君

平胃散：燥湿健脾。	⟹	湿积
二陈汤：行气燥湿化痰。	⟹	痰积
麻黄、白芷：发汗解表以散外寒。	⟹	寒积
干姜、肉桂：辛热温里以祛内寒。		
当归、芍药、川芎：活血化瘀止痛。	⟹	血积
桔梗、枳壳：升降气机，理气宽胸。	⟹	气积

臣

功效：发表温里，顺气化痰，活血消积。
主治：外感风寒，内伤生冷证。

---

① 平胃散：苍术15克，厚朴6克，陈皮9克，甘草5克。
② 二陈汤：陈皮、半夏、茯苓、甘草各5克。

第三节 解表攻里剂

大柴胡汤

（原方出自《金匮要略》）

方 歌

大柴胡汤二阳和，<u>枳</u>实消<u>大</u>黄泻<u>黄</u>芩清热。

24克　　　9克　6克　9克

<u>生姜</u>半夏降逆<u>白</u>芍柔肝，<u>生姜</u>大枣和营居上策。

15克 9克　　9克　　　15克 4克

图 解

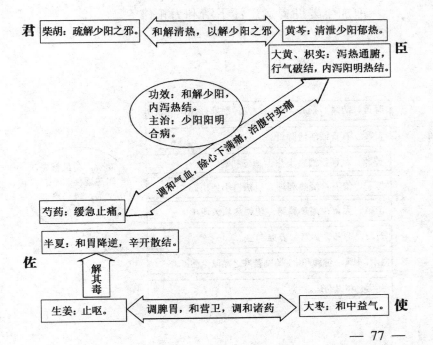

君

柴胡：疏解少阳之邪。

和解清热，以解少阳之邪

黄芩：清泄少阳郁热。

臣

大黄、枳实：泻热通腑，行气破结，内泻阳明热结。

功效：和解少阳，内泻热结。
主治：少阳阳明合病。

调和气血，除心下满痛，治腹中实痛

芍药：缓急止痛。

半夏：和胃降逆，辛开散结。

佐

解其毒

生姜：止呕。

调脾胃，和营卫，调和诸药

大枣：和中益气。

使

防风通圣散

（原方出自《黄帝素问宣明论方》）

方　歌

防风通圣散表里攻，麻黄防风荆芥薄荷发汗从。
6克　6克　3克　6克

石膏黄芩清肺连翘桔梗上，栀子滑石芒硝大黄二便通。
12克12克　　6克12克　　3克20克6克6克

当归白芍川芎和肝血，白术甘草制寒兼和中。
6克　6克　6克　　　　3克10克

煎加生姜助胃运，汗下清利力正雄。
3片

图　解

| 麻黄、防风、荆芥、薄荷：发汗散邪，疏风解表。 |
| 黄芩、石膏：清泄肺胃。 |
| 连翘、桔梗：清宣上焦，解毒利咽。 |
| 栀子、滑石：清热利湿，引热自小便出。 |
| 芒硝、大黄：泻热通腑，使结热从大便出。 |
| 当归、芍药、川芎：养血和血。 |
| 白术、甘草：健脾和中，监制苦寒之品以免伤胃。 |
| 生姜：和胃助运。 |

君

功效：疏风解表，泻热通便。
主治：风热壅盛，表里俱实证。

疏凿饮子

（原方出自《济生方》）

方　歌

疏凿饮子用**商陆**，**茯**苓皮**泽泻赤小豆**木**通椒目**。
　　　　　6克　　　15克 12克 15克 12克 9克

秦艽**羌**活生**姜**开**槟**榔**大腹**皮下，外疏内凿阳水服。
　9克 9克 5片　　9克 15克

图　解

| 君 | 商陆：苦寒有毒，其性下行，专于行水，通利二便。 | → 导在里之水湿从二便而出 → | 茯苓皮、泽泻、木通、椒目、赤小豆：通利小便，渗利在里之水湿。 | 臣 |

功效：泻下逐水，疏风消肿。
主治：阳水。

| 佐 | 羌活、秦艽、生姜：疏风发表，开泄腠理，使在表之水湿从肌肤而散。 |
| | 大腹皮、槟榔：下气行水，使气化则湿化。 |

第八章 补益剂

第一节 补气剂

四君子汤

（原方出自《太平惠民和剂局方》）

方 歌

四君子汤<u>人参</u>补元气，<u>白术</u>燥湿又健脾。
　9克　　　　　　　　9克

<u>茯苓</u>甘淡主渗利，<u>甘草</u>调脾虚皆可医。
　9克　　　　　　　6克

图 解

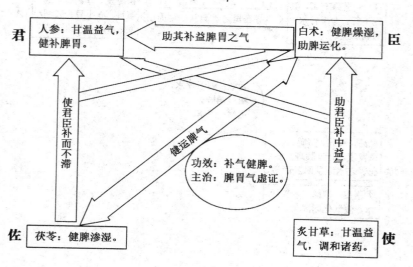

君 人参：甘温益气，健补脾胃。

助其补益脾胃之气

白术：健脾燥湿，助脾运化。 **臣**

使君臣补而不滞

健运脾气

助君臣补中益气

功效：补气健脾。
主治：脾胃气虚证。

佐 茯苓：健脾渗湿。

炙甘草：甘温益气，调和诸药。 **使**

参苓白术散

（原方出自《太平惠民和剂局方》）

方　歌

人参茯苓白术散湿夹虚，扁豆薏苡仁莲子山药湿可驱。
15克 15克 15克　　　　12克 9克 9克 15克

砂仁醒脾桔梗宣上，甘草大枣调药脾湿拘。
6克　　　　6克　　　10克 3枚

图　解

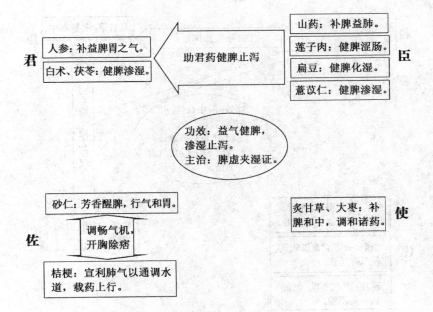

君

人参：补益脾胃之气。

白术、茯苓：健脾渗湿。

助君药健脾止泻

山药：补脾益肺。

莲子肉：健脾涩肠。

扁豆：健脾化湿。

薏苡仁：健脾渗湿。

臣

功效：益气健脾，
渗湿止泻。
主治：脾虚夹湿证。

佐

砂仁：芳香醒脾，行气和胃。

调畅气机，
开胸除痞

桔梗：宣利肺气以通调水
道，载药上行。

炙甘草、大枣：补
脾和中，调和诸药。

使

补中益气汤

（原方出自《脾胃论》）

方　歌

补中益气汤**黄芪**雄，人**参**补元气甘**草**补中。
　　　　18克　　　9克　　　　9克

白**术**健当**归**补陈**皮**理气，**升**麻**柴**胡升提气陷冲。
9克　3克　6克　　　6克　6克

图　解

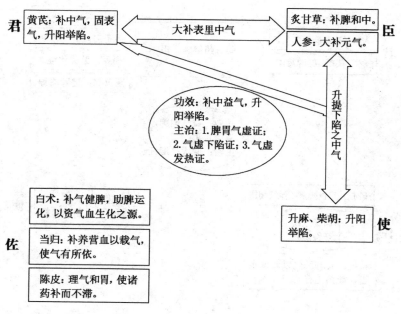

君 黄芪：补中气，固表气，升阳举陷。

大补表里中气

臣 炙甘草：补脾和中。
人参：大补元气。

升提下陷之中气

功效：补中益气，升阳举陷。
主治：1.脾胃气虚证；2.气虚下陷证；3.气虚发热证。

佐
白术：补气健脾，助脾运化，以资气血生化之源。
当归：补养营血以载气，使气有所依。
陈皮：理气和胃，使诸药补而不滞。

使 升麻、柴胡：升阳举陷。

玉屏风散

（原方出自《医方类聚》）

方　歌

玉屏风散用黄芪，白术益气又健脾。
_{30克}　　　_{30克}

防风祛风不伤正，表虚自汗此方宜。
_{15克}

图　解

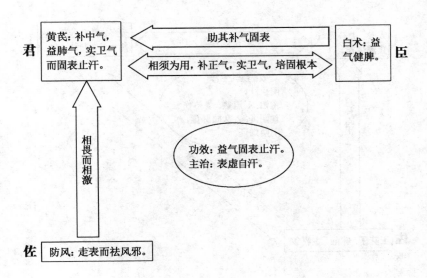

君　黄芪：补中气，益肺气，实卫气而固表止汗。

助其补气固表

相须为用，补正气，实卫气，培固根本

臣　白术：益气健脾。

相畏而相激

功效：益气固表止汗。
主治：表虚自汗。

佐　防风：走表而祛风邪。

生脉散

（原方出自《医学启源》）

方　歌

生脉散补气用<u>人参</u>，<u>麦冬</u>养阴甘为臣。
　　　　　　9克　　　9克

<u>五味子</u>敛肺止汗佐，气阴两虚此方神。
　6克

图　解

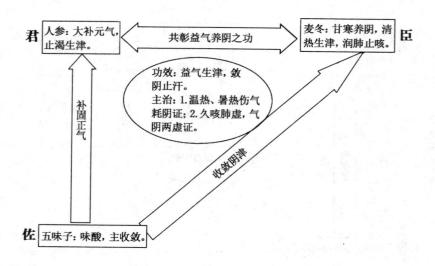

君　人参：大补元气，止渴生津。

共彰益气养阴之功

臣　麦冬：甘寒养阴，清热生津，润肺止咳。

补固正气

功效：益气生津，敛阴止汗。
主治：1.温热、暑热伤气耗阴证；2.久咳肺虚，气阴两虚证。

收敛阴津

佐　五味子：味酸，主收敛。

第二节 补血剂

四物汤

（原方出自《仙授理伤续断秘方》）

方　歌

四物汤熟地填肾精，当归补血活血灵。
　　　　15克　　　　　　　9克

川芎行血白芍养，营血虚滞自充盈。
　6克　　　9克

图　解

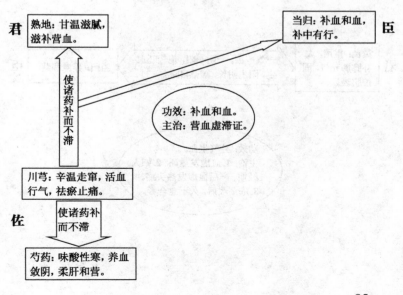

君　熟地：甘温滋腻，滋补营血。

当归：补血和血，补中有行。　臣

使诸药补而不滞

功效：补血和血。
主治：营血虚滞证。

川芎：辛温走窜，活血行气，祛瘀止痛。

佐　使诸药补而不滞

芍药：味酸性寒，养血敛阴，柔肝和营。

当归补血汤

（原方出自《内外伤辨惑论》）

方 歌

当归补血汤五倍黄芪，和营生血当归依。
　　　　　30克　　　　　　　6克

血虚阳浮兼发热，气血双补此方吉。

图 解

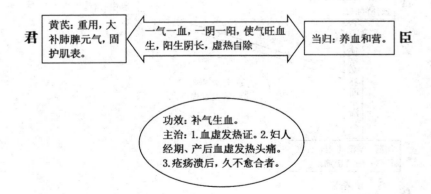

君 黄芪：重用，大补肺脾元气，固护肌表。

一气一血，一阴一阳，使气旺血生，阳生阴长，虚热自除

当归：养血和营。 **臣**

功效：补气生血。
主治：1.血虚发热证。2.妇人经期、产后血虚发热头痛。
3.疮疡溃后，久不愈合者。

归脾汤

（原方出自《重订严氏济生方》）

方　歌

黄芪_元肉双补归脾汤，人参白术当归酸枣仁藏。
18克 18克　　　　　9克 18克 3克　18克

木香行气茯神远志，炙甘草生姜大枣心脾康。
9克　　　18克 3克　6克　5片 1枚

图　解

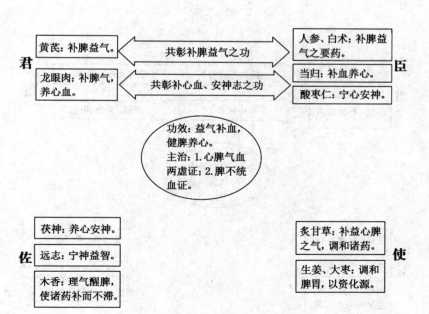

君

| 黄芪：补脾益气。 | ←共彰补脾益气之功→ | 人参、白术：补脾益气之要药。 |

龙眼肉：补脾气，养心血。 ←共彰补心血、安神志之功→ 当归：补血养心。　酸枣仁：宁心安神。

臣

功效：益气补血，健脾养心。
主治：1.心脾气血两虚证；2.脾不统血证。

佐

茯神：养心安神。
远志：宁神益智。
木香：理气醒脾，使诸药补而不滞。

使

炙甘草：补益心脾之气，调和诸药。
生姜、大枣：调和脾胃，以资化源。

第三节 气血双补剂

八珍汤

（原方出自《正体类要》）

方 歌

八珍_汤人参与熟地，当归补血白术补气。
10克　10克　10克　　10克

茯苓健白芍敛川芎善走，甘草生姜大枣气血溢。
10克　10克　10克　　　5克　3片　3枚

图 解

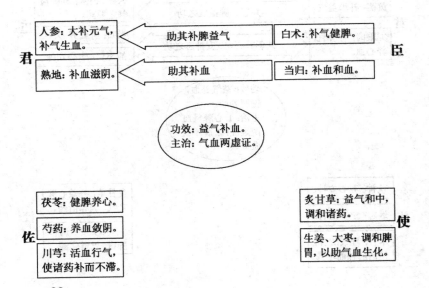

君

人参：大补元气，补气生血。

熟地：补血滋阴。

助其补脾益气

助其补血

白术：补气健脾。

当归：补血和血。

臣

功效：益气补血。
主治：气血两虚证。

佐

茯苓：健脾养心。

芍药：养血敛阴。

川芎：活血行气，使诸药补而不滞。

炙甘草：益气和中，调和诸药。

生姜、大枣：调和脾胃，以助气血生化。

使

泰山磐石散

（原方出自《古今医统大全》）

方 歌

泰山磐石散君白术，熟地白芍当归川芎人参黄芪助。
2克　3克 2克 3克 2克 3克 3克

砂仁黄芩续断糯米养，甘草调诸药胎气固。
　2克 3克 3克 2克　　　2克

图 解

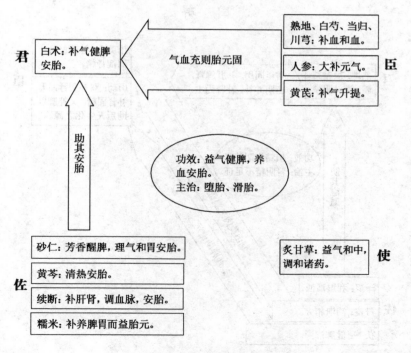

君

白术：补气健脾安胎。

气血充则胎元固

熟地、白芍、当归、川芎：补血和血。

人参：大补元气。

黄芪：补气升提。

臣

助其安胎

功效：益气健脾，养血安胎。
主治：堕胎、滑胎。

砂仁：芳香醒脾，理气和胃安胎。

黄芩：清热安胎。

续断：补肝肾，调血脉，安胎。

糯米：补养脾胃而益胎元。

佐

炙甘草：益气和中，调和诸药。

使

第四节　补阴剂

六味地黄丸

（原方出自《小儿药证直诀》）

方　歌

六味熟地黄汤滋肝肾，山药枣皮三阴振。
　　　24克　　　　　　12克 12克

丹皮茯苓泽泻称三泻，肾精不足此为根。
9克　9克　9克

图　解

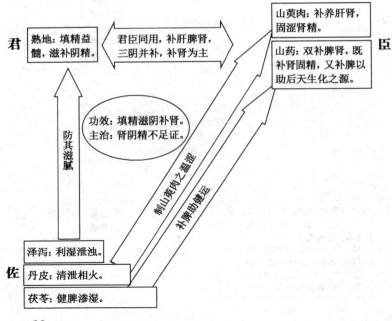

君　熟地：填精益髓，滋补阴精。

君臣同用，补肝脾肾，三阴并补，补肾为主

山萸肉：补养肝肾，固涩肾精。

山药：双补脾肾，既补肾固精，又补脾以助后天生化之源。

臣

功效：填精滋阴补肾。
主治：肾阴精不足证。

防其滋腻

制山萸肉之温涩

补脾助健运

佐　泽泻：利湿泄浊。

丹皮：清泄相火。

茯苓：健脾渗湿。

左归丸

(原方出自《景岳全书》)

方 歌

左归丸填精熟地超，山药枣皮鹿角胶龟板胶。
　　　　　24克　　　12克 12克 12克 12克

枸杞菟丝子川牛膝，真阴不足此方煲。
　12克　12克　　9克

图 解

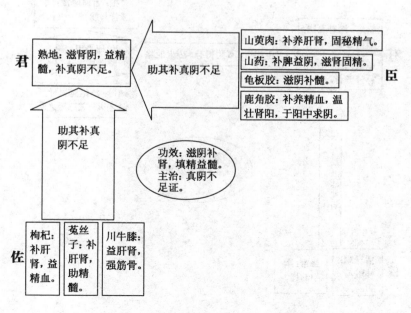

君　熟地：滋肾阴，益精髓，补真阴不足。

助其补真阴不足

臣
山萸肉：补养肝肾，固秘精气。
山药：补脾益阴，滋肾固精。
龟板胶：滋阴补髓。
鹿角胶：补养精血，温壮肾阳，于阳中求阴。

助其补真阴不足

功效：滋阴补肾，填精益髓。主治：真阴不足证。

佐
枸杞：补肝肾，益精血。
菟丝子：补肝肾，助精髓。
川牛膝：益肝肾，强筋骨。

大补阴丸

（原方出自《丹溪心法》）

方　歌

大补阴丸熟地龟板，黄柏泻火知母甘寒。
　　　　18克　18克　　12克　　　12克

猪脊髓填精蜂蜜润燥，大补真阴相火传。

图　解

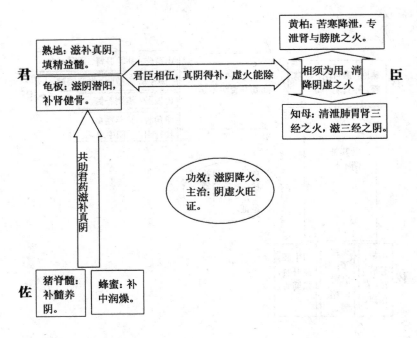

君

熟地：滋补真阴，填精益髓。

龟板：滋阴潜阳，补肾健骨。

君臣相伍，真阴得补，虚火能除

黄柏：苦寒降泄，专泄肾与膀胱之火。

相须为用，清降阴虚之火

知母：清泄肺胃肾三经之火，滋三经之阴。

臣

共助君药滋补真阴

功效：滋阴降火。主治：阴虚火旺证。

佐

猪脊髓：补髓养阴。

蜂蜜：补中润燥。

一贯煎

（原方出自《续名医类案》）

方　歌

一贯煎阴虚<u>生地黄</u>，<u>枸</u>杞<u>当</u>归<u>沙</u>参<u>麦</u>冬滋阴良。
　　　　18克　　9克 9克 9克 9克

少佐<u>川楝</u>子疏肝热，阴虚肝郁称妙方。
　　　6克

图　解

君　　生地：滋养肝阴，
　　　涵养肝木。

枸杞：滋养肝肾。

当归：补血养肝，补
中有行。　　　　　　**臣**

沙参、麦冬：养肺阴以
清金制木，养胃阴以培
土荣木。

功效：滋阴疏肝。
主治：肝肾阴虚，
肝气郁滞证。

佐　　川楝子：疏肝泄热，理
　　气止痛，顺其条达之
　　性，而无劫阴之弊。

百合固金汤

(原方出自《慎斋遗书》)

方　歌

百合固金汤**二地黄**，**百**合**麦**冬**滋肺玄参藏**。
　　　　各9克　　6克 6克　　　3克

贝母清桔梗上**当归白芍补**，**甘草调肺肾阴火康**。
6克　3克　　9克 3克　　3克

图　解

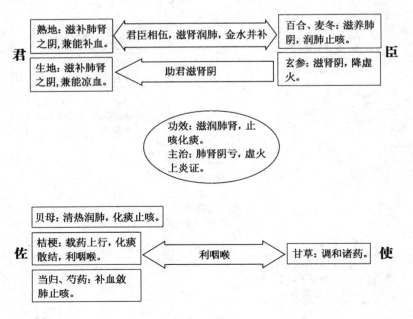

君

熟地：滋补肺肾
之阴，兼能补血。

君臣相伍，滋肾润肺，金水并补

百合、麦冬：滋养肺
阴，润肺止咳。

生地：滋补肺肾
之阴，兼能凉血。

助君滋肾阴

玄参：滋肾阴，降虚
火。

臣

功效：滋润肺肾，止
咳化痰。
主治：肺肾阴亏，虚火
上炎证。

佐

贝母：清热润肺，化痰止咳。

桔梗：载药上行，化痰
散结，利咽喉。

当归、芍药：补血敛
肺止咳。

利咽喉

甘草：调和诸药。

使

益胃汤

（原方出自《温病条辨》）

方　歌

益胃汤麦冬生地生胃津，沙参玉竹助君养胃阴。
　　　15克 15克　　　　　9克 4.5克

冰糖调药濡肺胃，胃阴不足此方钦。
　3克

图　解

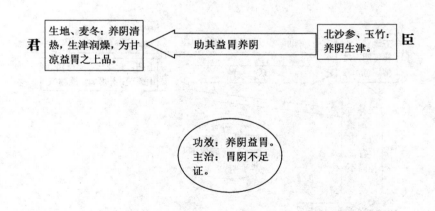

君　生地、麦冬：养阴清热，生津润燥，为甘凉益胃之上品。

助其益胃养阴

北沙参、玉竹：养阴生津。　臣

功效：养阴益胃。
主治：胃阴不足证。

佐　冰糖：濡养肺胃，调和诸药。

第五节　补阳剂

肾气丸

（原方出自《金匮要略》）

方　歌

熟地_黄填精**肾气丸**，山_药枣_皮固肾附_子桂_枝参。
　24克　　　　　　　12克 12克　　　3克 3克

丹皮茯_苓泽_泻称三泻，肾气不足可登山。
　9克　9克　9克

图　解

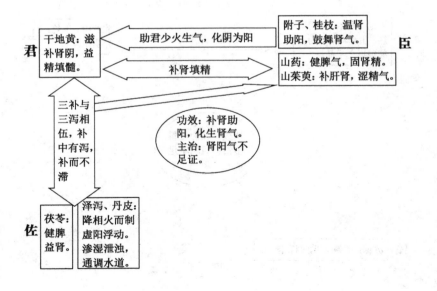

右归丸

（原方出自《景岳全书》）

方 歌

右归丸用**鹿**角胶**肉桂附**子，**山**药**熟地**黄山**茱**萸**枸**杞**肾精补**。
　　　　　12克　6克　6克　　12克　24克　9克　12克

菟丝子**杜**仲**强腰当归**补血，命门火衰势如虎。
　12克　12克　　　9克

图 解

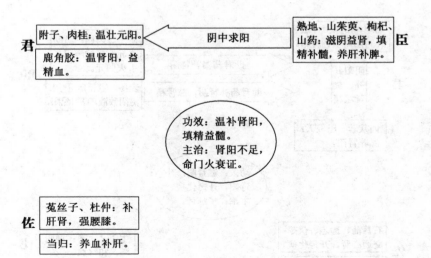

君 附子、肉桂：温壮元阳。

鹿角胶：温肾阳，益精血。

阴中求阳

臣 熟地、山茱萸、枸杞、山药：滋阴益肾，填精补髓，养肝补脾。

功效：温补肾阳，填精益髓。
主治：肾阳不足，命门火衰证。

佐 菟丝子、杜仲：补肝肾，强腰膝。

当归：养血补肝。

第六节 阴阳双补剂

地黄饮子

（原方出自《黄帝素问宣明论方》）

方 歌

熟地黄饮子巴戟天肉苁蓉山茱萸，附子肉桂纳阳五味子麦冬石斛。
18-30克　　　9克　9克　9克　　6克 6克　　6克 6克 9克

石菖蒲茯苓远志薄荷少佐，生姜大枣调和喑痱除。
6克 6克 6克 2克　　5片 2枚

图 解

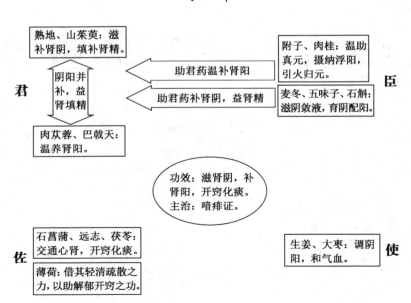

熟地、山茱萸：滋补肾阴，填补肾精。

阴阳并补，益肾填精

肉苁蓉、巴戟天：温养肾阳。

君

助君药温补肾阳

助君药补肾阴，益肾精

附子、肉桂：温助真元，摄纳浮阳，引火归元。

麦冬、五味子、石斛：滋阴敛液，育阴配阳。

臣

功效：滋肾阴，补肾阳，开窍化痰。
主治：喑痱证。

石菖蒲、远志、茯苓：交通心肾，开窍化痰。

薄荷：借其轻清疏散之力，以助解郁开窍之功。

佐

生姜、大枣：调阴阳，和气血。

使

龟鹿二仙胶

（原方出自《医便》）

方　歌

《医便》龟_{板胶}鹿_{角胶}二仙胶，人参枸杞共成膏。
2500克　5000克　　　　　450克　9克

精血不足真元损，延年益寿仙人邀。

图　解

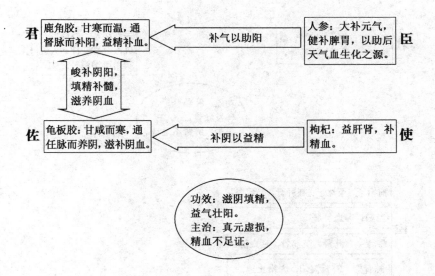

君　鹿角胶：甘寒而温，通督脉而补阳，益精补血。

补气以助阳

人参：大补元气，健补脾胃，以助后天气血生化之源。　臣

峻补阴阳，填精补髓，滋养阴血

佐　龟板胶：甘咸而寒，通任脉而养阴，滋补阴血。

补阴以益精

枸杞：益肝肾，补精血。　使

功效：滋阴填精，益气壮阳。
主治：真元虚损，精血不足证。

七宝美髯丹

（原方出自《积善堂方》）

方　歌

七宝美髯丹何首乌，茯苓补心脾功力殊。
　　　　500克　　500克

枸杞菟丝子当归牛膝补骨脂佐，乌发壮骨肝肾足。
250克 250克 250克250克 120克

图　解

君　赤白何首乌：补肝肾，益精血，乌须发，壮筋骨。

赤白茯苓：补脾益气，宁心安神；人乳制用可增滋补之力。**臣**

功效：补益肝肾，乌发壮骨。
主治：肝肾不足证。

枸杞子、菟丝子：补肝肾，益精血。

当归：养血补肝。

佐　牛膝：补肝肾，坚筋骨，活血脉。

补骨脂：补肾温阳，固精止遗。

第七节 气血阴阳并补剂

炙甘草汤

（原方出自《伤寒论》）

方 歌

炙甘草汤君生地，炙甘草人参大枣麦冬阿胶麻仁系。
20克　　12克　6克 10枚 10克 6克 10克

生姜桂枝温阳通血脉，清酒煎服心不悸。
9克 9克　　　　7升

图 解

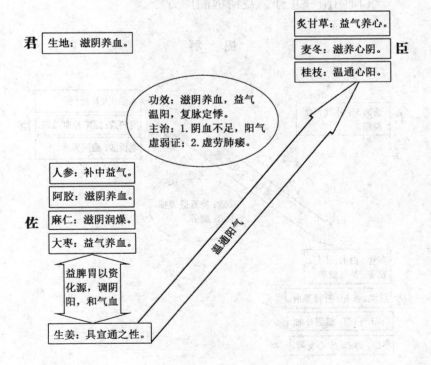

君　生地：滋阴养血。

炙甘草：益气养心。　臣
麦冬：滋养心阴。
桂枝：温通心阳。

功效：滋阴养血，益气温阳，复脉定悸。
主治：1.阴血不足，阳气虚弱证；2.虚劳肺痿。

人参：补中益气。
阿胶：滋阴养血。
佐　麻仁：滋阴润燥。
大枣：益气养血。

益脾胃以资化源，调阴阳，和气血

生姜：具宣通之性。

温通阳气

补天大造丸

（原方出自《医学心悟》）

方　歌

补天大造丸紫河车先，　鹿角胶温龟板胶滋人参补元。
　　　　　1个　　　　　500克　　400克　　100克

茯苓白术山药黄芪枸杞熟地黄，　当归白芍枣仁远志佐药添。
75克 150克 75克 150克 200克 200克　　75克 75克 75克 75克

气血阴阳一并补，　益精填髓虚劳痊。

图　解

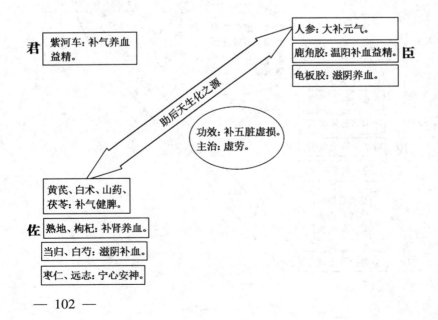

君　紫河车：补气养血益精。

人参：大补元气。　臣
鹿角胶：温阳补血益精。
龟板胶：滋阴养血。

助后天生化之源

功效：补五脏虚损。
主治：虚劳。

佐　黄芪、白术、山药、茯苓：补气健脾。
熟地、枸杞：补肾养血。
当归、白芍：滋阴补血。
枣仁、远志：宁心安神。

第九章　固涩剂

第一节　固表止汗剂

牡蛎散

（原方出自《太平惠民和剂局方》）

方　歌

敛阴潜阳_煅牡蛎散，黄芪益气固表赞。
　　　　15克　　　　15克

收敛小麦麻黄根，自汗盗汗金不换。
　　15克　15克

图　解

| 君 | 煅牡蛎：咸涩微寒，敛阴潜阳，固涩止汗。 | ←标本兼顾，止汗之力尤著→ | 黄芪：益气实卫，固表止汗。 | 臣 |

功效：敛阴止汗，益气固表。
主治：自汗、盗汗证。

| 佐 | 麻黄根：收敛止汗。 |
| | 小麦：甘凉，专入心经，养心阴，益心气，清心除烦。 |

第二节　敛肺止咳剂

九仙散

(原方出自《医学正传》)

方　歌

九仙散止咳用罂粟壳，人参阿胶补益乌梅五味子涩。
　　　　　　　6克　12克 12克　12克 12克

款冬花桑白皮贝母化痰佐，桔梗上行治久咳。
12克　12克　6克　　　　12克

图　解

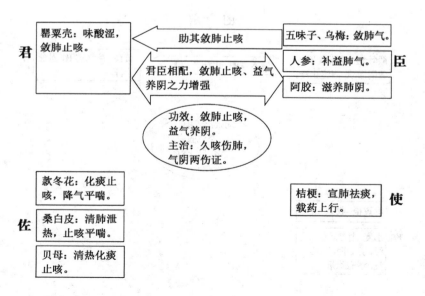

罂粟壳：味酸涩，敛肺止咳。

君

助其敛肺止咳

五味子、乌梅：敛肺气。

人参：补益肺气。

臣

君臣相配，敛肺止咳、益气养阴之力增强

阿胶：滋养肺阴。

功效：敛肺止咳，益气养阴。
主治：久咳伤肺，气阴两伤证。

款冬花：化痰止咳，降气平喘。

桑白皮：清肺泄热，止咳平喘。

佐

贝母：清热化痰止咳。

桔梗：宣肺祛痰，载药上行。

使

第三节 涩肠固脱剂

真人养脏汤

（原方出自《太平惠民和剂局方》）

方　歌

罂粟壳**真人养脏汤**，肉豆蔻诃子善涩肠。
6克　　　　　　　　　8克　9克

人参肉桂白术当归白芍木香，甘草和中久泻康。
6克 6克 6克 6克 12克 3克　　6克

图　解

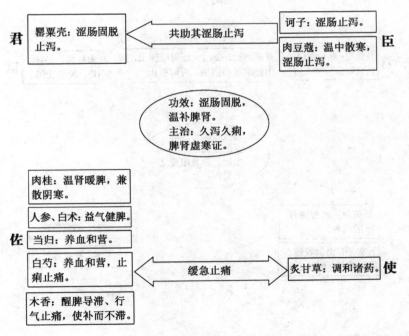

君　罂粟壳：涩肠固脱止泻。　　←共助其涩肠止泻←　诃子：涩肠止泻。

肉豆蔻：温中散寒，涩肠止泻。　臣

功效：涩肠固脱，温补脾肾。
主治：久泻久痢，脾肾虚寒证。

肉桂：温肾暖脾，兼散阴寒。

人参、白术：益气健脾。

当归：养血和营。

白芍：养血和营，止痢止痛。　←缓急止痛→　炙甘草：调和诸药。　使

木香：醒脾导滞、行气止痛，使补而不滞。

佐

— 105 —

四神丸

（原方出自《证治准绳》）

方　歌

四神丸补骨脂温肾阳，肉豆蔻温中又涩肠。
　　　　12克　　　　　6克

吴茱萸散寒五味子固肾，生姜大枣助运肾泄康。
　3克　　　6克　　　　6克　10枚

图　解

君　补骨脂：温补命门之火以温养脾土。　　肾脾同治，命门火旺可暖脾土，脾土健运肠得固摄，久泻可止　　肉豆蔻：温脾暖胃，涩肠止泻。　**臣**

功效：温肾暖脾，固肠止泻。
主治：脾肾阳虚之五更泻。

佐　吴茱萸：温暖脾肾以散阴寒。

五味子：温敛收涩，固肾益气，涩肠止泻。

生姜：温胃散寒。

大枣：补脾养胃。　**使**

桃花汤

（原方出自《伤寒论》）

方　歌

_赤石脂涩肠**桃花汤**，温中散寒用干姜。
　　20克　　　　　　　　　　　　12克

粳米养胃和中气，虚寒下痢服之康。
15克

图　解

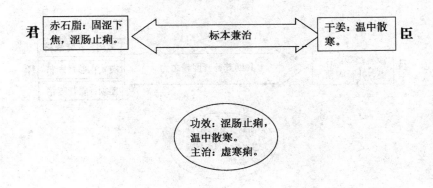

君　　赤石脂：固涩下
　　　焦，涩肠止痢。　　　　标本兼治　　　　　干姜：温中散
　　　　　　　　　　　　　　　　　　　　　　　寒。　　　　臣

功效：涩肠止痢，
温中散寒。
主治：虚寒痢。

佐　　粳米：甘缓性平，养
　　　胃和中。

第四节　涩精止遗剂

金锁固精丸

（原方出自《医方集解》）

方　歌

金锁固精_丸沙_苑蒺藜，芡实莲须及莲米。
　　　　　　　12克　　　12克 12克　　6克

龙_骨牡_蛎重镇主收敛，肾虚不固精自遗。
　6克　6克

图　解

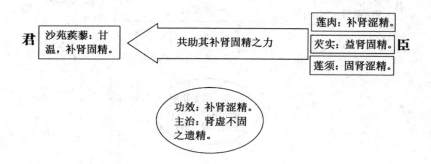

君 沙苑蒺藜：甘温，补肾固精。

共助其补肾固精之力

莲肉：补肾涩精。
芡实：益肾固精。 **臣**
莲须：固肾涩精。

功效：补肾涩精。
主治：肾虚不固
之遗精。

佐 龙骨、牡蛎：收敛固涩，重镇安神。

桑螵蛸散

（原方出自《本草衍义》）

方　歌

桑螵蛸散补肾心，人参补龙骨收龟甲滋阴。
　10克　　　　10克　10克　10克

茯神远志石菖蒲当归补血，心肾两虚诸遗钦。
10克10克　10克　10克

图　解

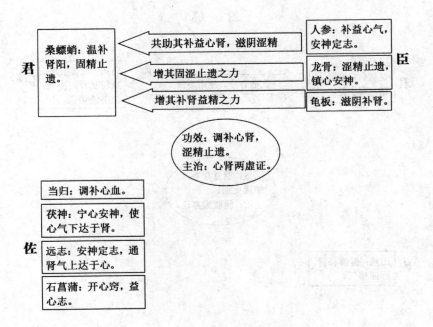

桑螵蛸：温补肾阳，固精止遗。

共助其补益心肾，滋阴涩精

增其固涩止遗之力

增其补肾益精之力

人参：补益心气，安神定志。

龙骨：涩精止遗，镇心安神。

龟板：滋阴补肾。

君

臣

功效：调补心肾，涩精止遗。
主治：心肾两虚证。

当归：调补心血。

茯神：宁心安神，使心气下达于肾。

远志：安神定志，通肾气上达于心。

石菖蒲：开心窍，益心志。

佐

缩泉丸

（原方出自《魏氏家藏方》）

方　歌

<u>益智仁</u>固精**缩泉丸**，<u>乌药</u>温肾又散寒。
克
9克　　　　　　　9克

<u>山药</u>固精健脾肾，膀胱虚寒尿频安。
6克

图　解

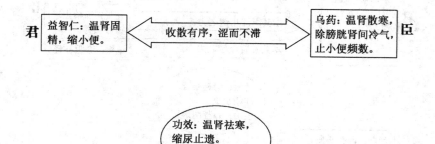

君　益智仁：温肾固精，缩小便。　　收散有序，涩而不滞　　乌药：温肾散寒，除膀胱肾间冷气，止小便频数。　**臣**

功效：温肾祛寒，缩尿止遗。
主治：膀胱虚寒证。

佐　山药：健脾补肾，固涩精气。

第五节　固崩止带剂

固冲汤

（原方出自《医学衷中参西录》）

方　歌

<u>白术</u>黄<u>芪</u>补气**固冲汤**，山<u>茱</u>萸<u>白</u>芍补益肝肾襄。
30克 18克　　　　　　　　24克 12克

煅<u>龙</u>骨煅<u>牡蛎</u>棕榈炭五<u>倍</u>子海螵蛸<u>茜草</u>，冲脉不固血崩康。
　24克　24克　6克　1.5克　12克　9克

图　解

君　｜ 白术、黄芪：补气健脾，使气旺摄血。｜

｜ 山茱萸、白芍：补益肝肾以调冲任，养血敛阴。｜ 臣

功效：益气健脾，固冲摄血。
主治：脾肾虚弱，冲脉不固证。

佐　｜ 煅龙骨、煅牡蛎、棕榈炭、五倍子：收敛固涩止血。｜

｜ 海螵蛸、茜草：化瘀止血，使血止而不留瘀。｜

— 111 —

易黄汤

（原方出自《傅青主女科》）

方　歌

易黄汤山药芡实补脾肾，白果收涩甘为臣。
30克 30克　　　　　12克

黄柏燥湿车前子利，肾虚黄带此方真。
6克　　　3克

图　解

君　炒山药、炒芡实：补脾益肾，固精止带。

白果：甘苦涩，善收涩以止带下。　臣

功效：补益脾肾，清热祛湿，收涩止带。
主治：脾肾虚弱，湿热带下。

佐　黄柏：清热燥湿。

车前子：清热利湿。

第十章 安神剂

第一节 重镇安神剂

朱砂安神丸

（原方出自《内外伤辨惑论》）

方 歌

东垣**朱砂安神丸**，黄连清心又除烦。
1克   15克

生地滋阴当归补血，甘草和中制砂连。
6克 8克   15克

图 解

君　朱砂：镇心安神，清心火。

臣　黄连：泻心火以除烦热。

功效：镇心安神，清热养血。
主治：心火亢盛，阴血不足证。

防其质重碍胃

防其苦寒伤中

佐　生地：清热养阴。
　　当归：养血。

使　甘草：调药和中。

— 113 —

磁朱丸

（原方出自《备急千金要方》）

方　歌

磁石潜阳磁朱丸，朱砂重镇把神安。

60克　　　　　　　　30克

神曲健胃助药运，心肾不交目疾专。

120克

图　解

君 磁石：入肾经，益阴潜阳，镇摄心神。

镇摄浮阳，交融水火，上输精气，心火得熄，神志安宁，耳目得以聪明。又平肝潜阳，治心肝阳亢之癫痫

朱砂：入心经，重镇安神，清心定志。 **臣**

功效：重镇安神，交通心肾。

主治：心肾不交证。

佐 神曲：健胃和中。

蜂蜜：补中益胃，缓和药性。 **使**

第二节 补养安神剂

天王补心丹

（原方出自《摄生秘剖》）

方 歌

天王补心丸 生地黄，天冬麦冬滋阴酸枣仁柏子仁当归。
　　　　　　12克　　9克 9克　　　9克 9克 9克

三参（玄参、丹参、人参）五味子朱砂茯苓远志，桔梗上行安神方。
　　 5克 5克 5克克　　 5克 9克 5克 5克　　 5克

图 解

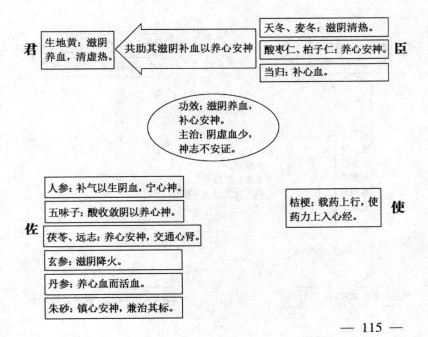

君 生地黄：滋阴养血，清虚热。

共助其滋阴补血以养心安神

天冬、麦冬：滋阴清热。
酸枣仁、柏子仁：养心安神。
当归：补心血。 臣

功效：滋阴养血，补心安神。
主治：阴虚血少，神志不安证。

人参：补气以生阴血，宁心神。
五味子：酸收敛阴以养心神。
茯苓、远志：养心安神，交通心肾。
玄参：滋阴降火。
丹参：养心血而活血。
朱砂：镇心安神，兼治其标。

佐

桔梗：载药上行，使药力上入心经。 使

— 115 —

酸枣仁汤

（原方出自《金匮要略》）

方　歌

酸枣仁汤养心肝，知母滋茯苓把神安。
15克　　　　　　6克　6克

川芎辛散疏肝气，甘草和中失眠专。
6克　　　　　　　3克

图　解

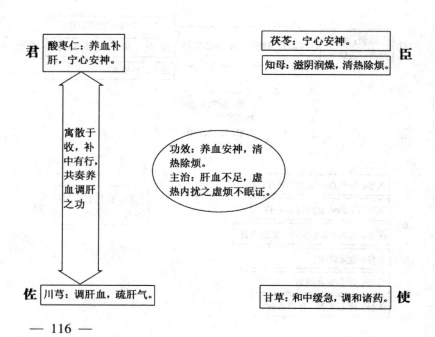

君　酸枣仁：养血补肝，宁心安神。

茯苓：宁心安神。

知母：滋阴润燥，清热除烦。
臣

寓散于收，补中有行，共奏养血调肝之功

功效：养血安神，清热除烦。
主治：肝血不足，虚热内扰之虚烦不眠证。

佐　川芎：调肝血，疏肝气。

甘草：和中缓急，调和诸药。
使

甘麦大枣汤

（原方出自《金匮要略》）

方　歌

甘麦大枣汤小麦补，**甘草**养心缓急助。
　　　　15克　　　9克

大枣甘温益中气，专治脏躁神恍惚。
10枚

图　解

君 小麦：补心养肝，益
阴除烦，宁心安神。

甘草：补养心气，
和中缓急。 臣

功效：养心安
神，和中缓急。
主治：脏躁。

佐 大枣：益气和中，
润燥缓急。

— 117 —

养心汤

（原方出自《仁斋直指方论》）

方 歌

养心汤中人参黄芪专，当归补血茯神茯苓餐。
8克 15克　　 15克　　15克 15克

酸枣仁柏子仁五味子远志肉桂川芎半夏，生姜大枣甘草心神安。
8克　8克　 8克　8克 15克 15克　 5片 2枚 12克

图 解

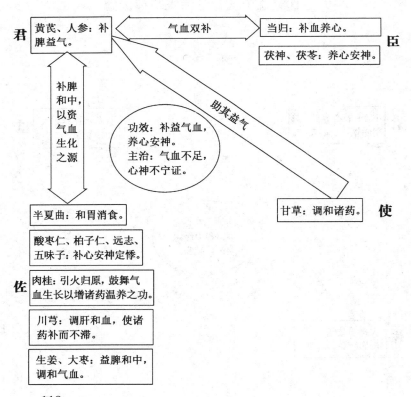

君 黄芪、人参：补脾益气。

气血双补

臣 当归：补血养心。

茯神、茯苓：养心安神。

补脾和中，以资气血生化之源

功效：补益气血，养心安神。
主治：气血不足，心神不宁证。

助其益气

甘草：调和诸药。 **使**

半夏曲：和胃消食。

酸枣仁、柏子仁、远志、五味子：补心安神定悸。

佐 肉桂：引火归原，鼓舞气血生长以增诸药温养之功。

川芎：调肝和血，使诸药补而不滞。

生姜、大枣：益脾和中，调和气血。

第十一章 开窍剂

第一节 凉开剂

安宫牛黄丸

（原方出自《温病条辨》）

方　歌

安宫**牛黄**丸麝香水**牛角**，黄芩黄连山栀泻火煲。
　　　30克　7.5克　30克　　30克 30克 30克

郁金冰片朱砂珍珠雄黄金箔，蜂蜜和胃调中妙。
30克 7.5克 30克 15克 30克

图　解

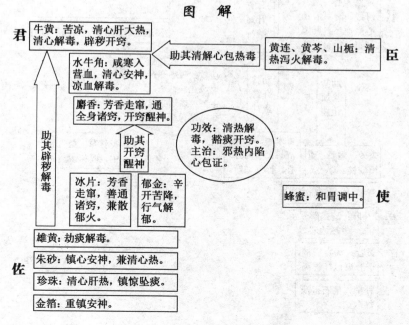

君

牛黄：苦凉，清心肝大热，清心解毒，辟秽开窍。

黄连、黄芩、山栀：清热泻火解毒。

臣

助其清解心包热毒

水牛角：咸寒入营血，清心安神，凉血解毒。

麝香：芳香走窜，通全身诸窍，开窍醒神。

助其开窍醒神

功效：清热解毒，豁痰开窍。主治：邪热内陷心包证。

冰片：芳香走窜，善通诸窍，兼散郁火。

郁金：辛开苦降，行气解郁。

助其辟秽解毒

蜂蜜：和胃调中

使

雄黄：劫痰解毒。

朱砂：镇心安神，兼清心热。

珍珠：清心肝热，镇惊坠痰。

金箔：重镇安神。

佐

紫雪丹

（原方出自《外台秘要》）

方 歌

紫雪清心**麝香**水牛角**羚羊角**，**石膏**寒水石 **滑**石 **玄**参**升**麻尝。
1.5克 150克 150克 1500克1500克1500克500克250克

磁石 **朱砂** **朴硝** 硝石 **丁香沉**香青**木香**，**甘草**益气安中良。
1500克 90克 5000克1000克 30克 150克 150克 240克

图 解

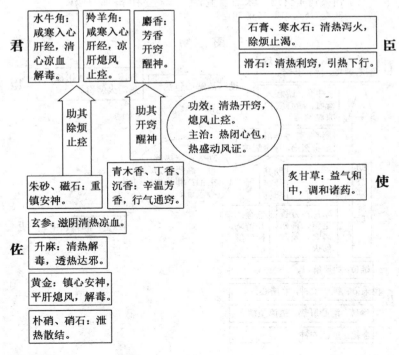

至宝丹

（原方出自《苏沈良方》）

方　歌

至宝丹中**麝**香**水**牛角**牛**黄，**安**息香**冰**片**辟秽玳瑁**求。
　　　　0.3克　30克　0.3克　　30克　0.3克　　30克

雄黄**琥**珀**朱砂金**箔**银箔**，痰闭心包此方优。
30克 30克 30克 50片 50片

图　解

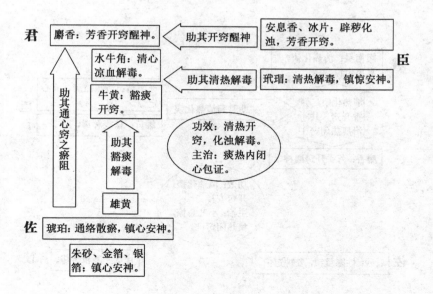

君

臣

佐

麝香：芳香开窍醒神。

助其开窍醒神

安息香、冰片：辟秽化浊，芳香开窍。

水牛角：清心凉血解毒。

助其清热解毒

玳瑁：清热解毒，镇惊安神。

牛黄：豁痰开窍。

助其通心窍之痰阻

助其豁痰解毒

雄黄

功效：清热开窍，化浊解毒。主治：痰热内闭心包证。

琥珀：通络散瘀，镇心安神。

朱砂、金箔、银箔：镇心安神。

抱龙丸

（原方出自《小儿药证直诀》）

方　歌

胆_{南星}清麝_香开**抱龙丸**，天竺_黄清豁雄_黄祛痰。
　120克　　15克　　　　　　　30克　　3克

辰砂安神定惊佐，甘草调痰热闭窍安。
　15克　　　　　75克

图　解

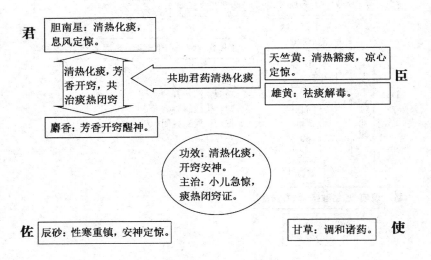

君　胆南星：清热化痰，息风定惊。

清热化痰，芳香开窍，共治痰热闭窍

共助君药清热化痰

麝香：芳香开窍醒神。

天竺黄：清热豁痰，凉心定惊。

雄黄：祛痰解毒。

臣

功效：清热化痰，开窍安神。
主治：小儿急惊，痰热闭窍证。

佐　辰砂：性寒重镇，安神定惊。

甘草：调和诸药。　**使**

第二节　温开剂

苏合香丸

（原方出自《外台秘要》）

方　歌

苏合香丸麝_香冰_片安_{息香}，香附丁_香木_香乳_香沉_香檀_香。
15克　　　30克 15克 30克　　　30克 30克 30克 15克 30克 30克

朱_砂白_术荜_茇诃_子水牛角，芳香开窍寒闭专。
30克 30克 30克 30克　　30克

图　解

君

| 苏合香：辛温走窜，通窍开郁，辟秽豁痰。 |
| 麝香：开窍辟秽，通络散瘀。 |
| 冰片：通诸窍，散郁火。 |
| 安息香：开窍辟秽祛痰。 |

臣

| 香附：理气解郁。 |
| 青木香：行气止痛，善治中寒气滞，心腹疼痛。 |
| 沉香：降气温中，温肾纳气。 |
| 檀香：行气和胃。 |
| 乳香：调气活血定痛。 |
| 丁香：温中降逆，治心腹冷痛。 |

功效：温通开窍，行气止痛。
主治：寒闭证。

佐

| 荜茇：温中散寒，下气止痛。 |
| 水牛角：凉血清心，泻火解毒。 |
| 朱砂：清心解毒，重镇安神。 |

| 白术：益气健脾，燥湿化浊。 | 一补一敛，防诸香辛散太过，耗散真气 | 诃子：温涩收敛，下气止痛。 |

第十二章　理气剂

第一节　行气剂

越鞠丸

（原方出自《丹溪心法》）

方　歌

香附行气**越鞠丸**，川芎神曲栀子苍术诸郁餐。
6-10克　　　　　　　6-10克

气血痰火湿食郁，行气解郁六郁专。

图　解

君　香附：行气解郁以治气郁。

川芎：血中之气药，行气活血以解血郁。

苍术：燥湿运脾，以解湿郁。

栀子：清热泻火，以解火郁。

神曲：消食和胃，以解食郁。

臣

功效：行气解郁。
主治：六郁证。

柴胡疏肝散

（原方出自《证治准绳》）

方　歌

柴胡疏肝散散郁结，香附行气川芎活血。
4.5克　　　　　4.5克　4.5克

陈皮枳壳理气白芍缓急，甘草调药肝郁携。
4.5克4.5克　　4.5克　　1.5克

图　解

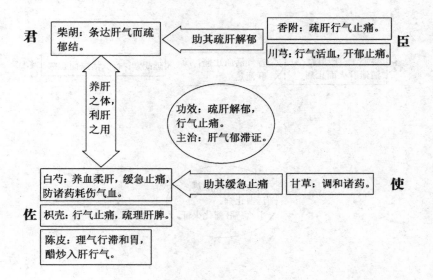

君　　柴胡：条达肝气而疏郁结。

助其疏肝解郁 ←

香附：疏肝行气止痛。
川芎：行气活血，开郁止痛。　　臣

养肝之体，利肝之用

功效：疏肝解郁，行气止痛。
主治：肝气郁滞证。

白芍：养血柔肝，缓急止痛，防诸药耗伤气血。

助其缓急止痛 ←

甘草：调和诸药。　　使

佐　枳壳：行气止痛，疏理肝脾。

陈皮：理气行滞和胃，醋炒入肝行气。

金铃子散

（原方出自《袖珍方》）

方　歌

<u>金铃子</u>散止痛方，<u>玄胡</u>酒调效更强。
　9克　　　　　　　9克

疏肝泄热行气血，胸腹胁肋诸痛良。

图　解

君　　| 金铃子：疏肝行气，清泄肝火而止痛。 | → 行气活血止痛，疏肝泄热 → | 延胡索：行气活血而止痛。 | 臣

功效：疏肝泄热，活血止痛。
主治：肝郁化火证。

瓜蒌薤白白酒汤

（原方出自《金匮要略》）

方 歌

瓜蒌薤白白酒汤，君臣佐药次弟襄。
24克　12克　适量

胸痹胸闷痛彻背，难卧再加半夏良。

图 解

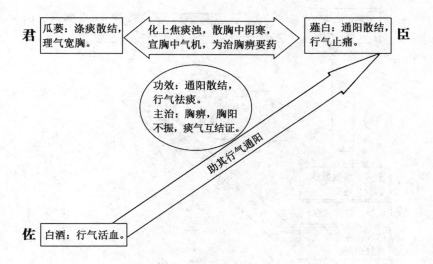

君 瓜蒌：涤痰散结，理气宽胸。

化上焦痰浊，散胸中阴寒，宣胸中气机，为治胸痹要药

薤白：通阳散结，行气止痛。 **臣**

功效：通阳散结，行气祛痰。
主治：胸痹，胸阳不振，痰气互结证。

助其行气通阳

佐 白酒：行气活血。

半夏厚朴汤

（原方出自《金匮要略》）

方　歌

半夏厚朴汤君半夏，**厚朴**除满气机飒。
_{9克}

茯苓渗生姜散苏叶理肺，化痰散结梅核化。
_{12克　　15克　　6克}

图　解

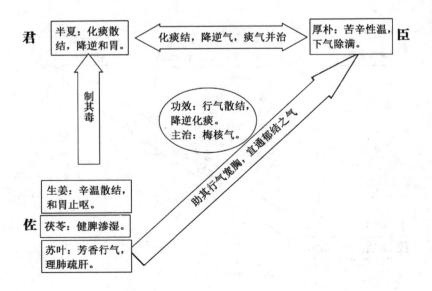

君 半夏：化痰散结，降逆和胃。

化痰结，降逆气，痰气并治

臣 厚朴：苦辛性温，下气除满。

制其毒

功效：行气散结，降逆化痰。
主治：梅核气。

助其行气宽胸，直通郁结之气

佐 生姜：辛温散结，和胃止呕。

茯苓：健脾渗湿。

苏叶：芳香行气，理肺疏肝。

枳实消痞丸

（原方出自《兰室秘藏》）

方　歌

枳实消痞丸虚滞结，**厚朴除满**黄连寒泄。
15克　　　　　　　　12克　　　15克

干姜半夏麦芽曲　　四君子　，脾虚气滞寒热灭。
6克 9克　6克　人参9克，余药各6克

图　解

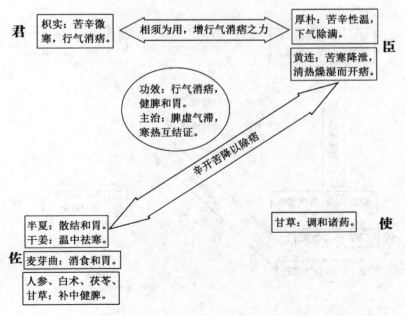

君

枳实：苦辛微寒，行气消痞。

相须为用，增行气消痞之力

厚朴：苦辛性温，下气除满。

黄连：苦寒降泄，清热燥湿而开痞。

臣

功效：行气消痞，健脾和胃。
主治：脾虚气滞，寒热互结证。

辛开苦降以除痞

半夏：散结和胃。
干姜：温中祛寒。

麦芽曲：消食和胃。

人参、白术、茯苓、甘草：补中健脾。

佐

甘草：调和诸药。

使

厚朴温中汤

（原方出自《内外伤辨惑论》）

方　歌

李氏**厚朴温中汤**，草_豆蔻温燥气芳香。

　　15克　　　　　　8克

干姜生姜陈_{皮茯}苓木_香，甘草调气滞寒湿康。

　2克　3片　15克 8克 8克　　8克

图　解

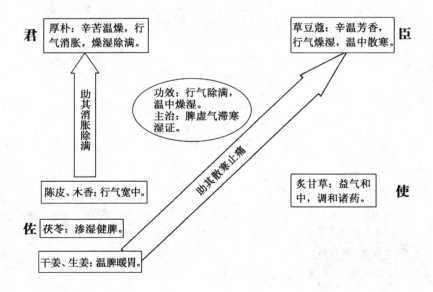

君　厚朴：辛苦温燥，行气消胀，燥湿除满。

草豆蔻：辛温芳香，行气燥湿，温中散寒。　臣

助其消胀除满

功效：行气除满，温中燥湿。
主治：脾虚气滞寒湿证。

助其散寒止痛

陈皮、木香：行气宽中。

炙甘草：益气和中，调和诸药。　使

佐　茯苓：渗湿健脾。

干姜、生姜：温脾暖胃。

天台乌药散

（原方出自《圣济总录》）

方 歌

圣济**天台乌药散**，**青**皮**木**香理气_小茴香高良姜暖。
　　　　15克　　　15克 15克　　　15克　　15克

巴豆　制　_川楝_子槟榔佐，行气疏肝治寒疝。
12克　（不用)克 15克　9克

图 解

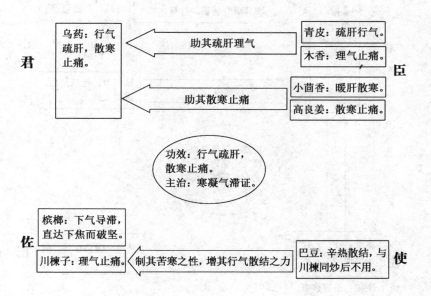

君　乌药：行气疏肝，散寒止痛。
　　助其疏肝理气　←　青皮：疏肝行气。
　　　　　　　　　　　木香：理气止痛。　臣
　　助其散寒止痛　←　小茴香：暖肝散寒。
　　　　　　　　　　　高良姜：散寒止痛。

功效：行气疏肝，散寒止痛。
主治：寒凝气滞证。

佐　槟榔：下气导滞，直达下焦而破坚。
川楝子：理气止痛。　制其苦寒之性，增其行气散结之力　←　巴豆：辛热散结，与川楝同炒后不用。　使

加味乌药汤

（原方出自《奇效良方》）

方　歌

加味乌药汤香附疏肝，<u>玄胡</u>活血<u>乌药</u>辛散。
　　　　9克　　　　6克　　6克

_木香砂_仁行气_生姜温胃，<u>甘草</u>缓急痛经安。
　6克　6克　　3片　　　　9克

图　解

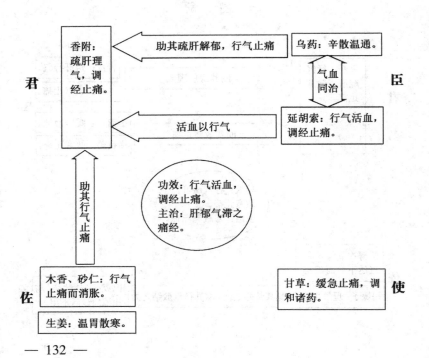

君

香附：
疏肝理
气，调
经止痛。

助其疏肝解郁，行气止痛

乌药：辛散温通。

气血
同治

臣

活血以行气

延胡索：行气活血，
调经止痛。

助其行气止痛

功效：行气活血，
调经止痛。
主治：肝郁气滞之
痛经。

佐

木香、砂仁：行气
止痛而消胀。

生姜：温胃散寒。

甘草：缓急止痛，调
和诸药。

使

第二节 降气剂

苏子降气汤

（原方出自《太平惠民和剂局方》）

方 歌

局方**苏子降气汤**，**半夏**燥湿化痰裹。
　　　9克　　　　9克

厚朴前胡当归**肉桂**，生**姜苏**叶**甘**草**大枣**咳喘康。
　6克　6克　6克　3克　　2片 5叶克 6克 1个克

图 解

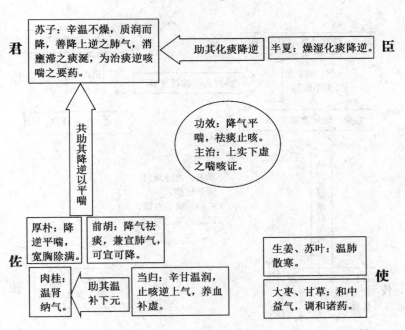

定喘汤

（原方出自《摄生众妙方》）

方　歌

白_果收麻_黄散**定喘汤**，黄芩桑_{白皮}泻肺平喘良。
9克　9克　　　　　4.5克 9克

款冬_花法半夏杏_仁苏子止咳喘，甘草调药热喘康。
9克　　9克 4.5克 6克　　　　3克

图　解

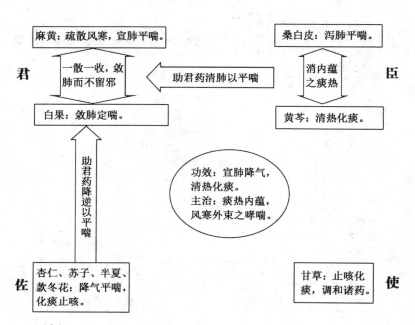

四磨汤

（原方出自《济生方》）

方　歌

四磨汤乌药辛香窜，沉香降逆性走散。
　　　6克　　　　　　　6克

槟榔破气人参扶，肝郁气逆可戗乱。
　9克　　　6克

图　解

君　乌药：辛温香窜，善疏通肝脾胃气。

沉香：味辛走散，下气降逆。　**臣**

功效：行气降逆，宽胸散结。
主治：肝气郁结证。

槟榔：辛苦降泄，破气导滞，下气降逆除满。

佐

人参：益气扶正，使开郁行气而不伤正。

旋覆代赭汤

（原方出自《伤寒论》）

方　歌

旋覆代赭_汤君_旋覆花，赭石降逆化痰佳。
　　　　　　　　9克　　3克

_生姜_半夏和降_甘草_大枣人_参，胃虚痰阻气逆夸。
　15克 9克　　9克 4枚克 6克

图　解

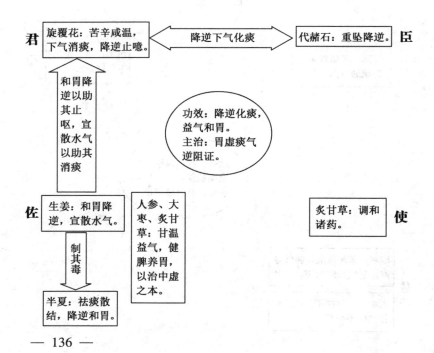

君　旋覆花：苦辛咸温，下气消痰，降逆止噫。

降逆下气化痰

臣　代赭石：重坠降逆。

和胃降逆以助其止呕，宣散水气以助其消痰

功效：降逆化痰，益气和胃。
主治：胃虚痰气逆阻证。

佐　生姜：和胃降逆，宣散水气。

制其毒

半夏：祛痰散结，降逆和胃。

人参、大枣、炙甘草：甘温益气，健脾养胃，以治中虚之本。

炙甘草：调和诸药。　**使**

橘皮竹茹汤

（原方出自《金匮要略》）

方　歌

橘皮竹茹汤和胃气，**生姜**止呕**人**参补益。
12克　12克　　　　　　9克　　　3克

甘草**大枣**益气和脾胃，益气清热降呃逆。
6克　5枚

图　解

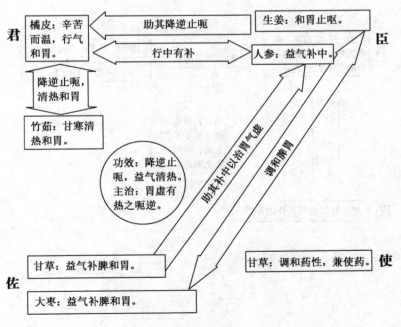

橘皮：辛苦而温，行气和胃。

君

助其降逆止呃

行中有补

降逆止呃，清热和胃。

竹茹：甘寒清热和胃。

生姜：和胃止呕。

臣

人参：益气补中。

功效：降逆止呃，益气清热。
主治：胃虚有热之呃逆。

助其补中以治胃气虚

调和脾胃

甘草：益气补脾和胃。

佐

大枣：益气补脾和胃。

甘草：调和药性，兼使药。

使

丁香柿蒂汤

（原方出自《症因脉治》）

方　歌

丁香柿蒂汤君丁香，柿蒂降气合生姜。
　　　6克　　9克　　　　　6克

人参补虚养胃佐，胃气虚寒呃逆康。
　3克

图　解

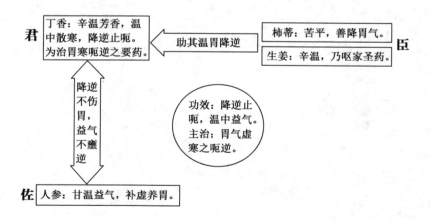

君　丁香：辛温芳香，温中散寒，降逆止呃。为治胃寒呃逆之要药。

助其温胃降逆

柿蒂：苦平，善降胃气。　臣
生姜：辛温，乃呕家圣药。

降逆不伤胃，益气不壅逆

功效：降逆止呃，温中益气。
主治：胃气虚寒之呃逆。

佐　人参：甘温益气，补虚养胃。

第十三章 理血剂

第一节 活血化瘀剂

桃核承气汤

（原方出自《伤寒论》）

方　歌

桃核承气汤用大黄，芒硝桂枝泻热通脉良。
12克　　　12克　　6克 6克

炙甘草护胃缓药烈，下焦蓄血神如狂。
12克

图　解

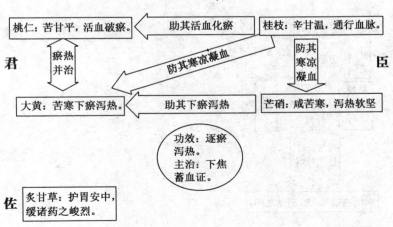

桃仁：苦甘平，活血破瘀。　助其活血化瘀　桂枝：辛甘温，通行血脉。

君　　瘀热并治　　防其寒凉凝血　　防其寒凉凝血　　臣

大黄：苦寒下瘀泻热。　助其下瘀泻热　芒硝：咸苦寒，泻热软坚

功效：逐瘀泻热。
主治：下焦蓄血证。

佐　炙甘草：护胃安中，缓诸药之峻烈。

血府逐瘀汤

（原方出自《医林改错》）

方　歌

血府逐瘀汤用桃仁红花，活血祛瘀赤芍牛膝川芎。
　　　　　12克　9克　　　　　　　6克　9克 4.5克

桔梗升枳壳降柴胡当归生地，甘草调药血府通。
4.5克　　6克　　3克 9克 9克　　6克

图　解

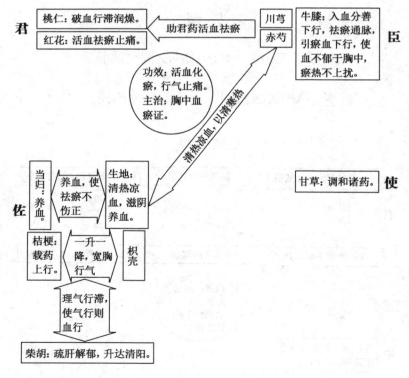

君

桃仁：破血行滞润燥。
红花：活血祛瘀止痛。

助君药活血祛瘀

川芎
赤芍

臣

牛膝：入血分善下行，祛瘀通脉，引瘀血下行，使血不郁于胸中，瘀热不上扰。

功效：活血化瘀，行气止痛。主治：胸中血瘀证。

清热凉血，以清蕴热

佐

当归：养血。

养血，使祛瘀不伤正

生地：清热凉血，滋阴养血。

桔梗：载药上行。

一升一降，宽胸行气

枳壳

甘草：调和诸药。

使

理气行滞，使气行则血行

柴胡：疏肝解郁，升达清阳。

补阳还五汤

(原方出自《医林改错》)

方　歌

补阳还五汤 黄芪 多，当归尾活血又通络。
　　　　30-120克　　　6克

桃仁红花赤芍川芎地龙佐，气虚血瘀中风卓。
　3克　3克　5克　3克　3克

图　解

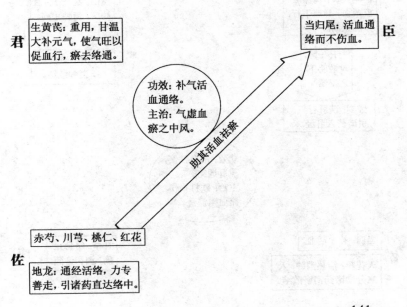

君　生黄芪：重用，甘温大补元气，使气旺以促血行，瘀去络通。

臣　当归尾：活血通络而不伤血。

功效：补气活血通络。
主治：气虚血瘀之中风。

助其活血祛瘀

赤芍、川芎、桃仁、红花

佐　地龙：通经活络，力专善走，引诸药直达络中。

复元活血汤

（原方出自《医学发明》）

方 歌

复元活血汤柴胡酒大黄，桃仁红花穿山甲化瘀良。
15克 18克　　15克 6克 6克

天花粉消瘀热当归活血，甘草调药缓急康。
9克　　9克　　6克

图 解

酒制大黄：荡涤凝
瘀败血，导瘀下行，
推陈致新。

桃仁、红花：活血
祛瘀，消肿止痛。

君

一升一降，
攻散胁下
之瘀滞

穿山甲：破瘀通
络，消肿散结。

柴胡：疏肝行气，
引诸药入肝经。

臣

功效：活血祛瘀，
疏肝通络。
主治：跌打损伤，
瘀血阻滞证。

当归：补血活血。

天花粉：清热消肿，入
血分助诸药消瘀散结。

甘草：缓急止
痛，调和诸药。

佐

使

温经汤

（原方出自《金匮要略》）

方　歌

吴_{茱萸}桂_枝散寒名温_经汤，_当归_川芎芍药丹皮清。
　9克　　6克　　　　　　　　　　6克 6克 6克 6克

生_姜半_夏甘_草人_参阿胶麦_冬，冲任虚寒瘀血行。
　6克 6克 6克 6克 6克 9克

图　解

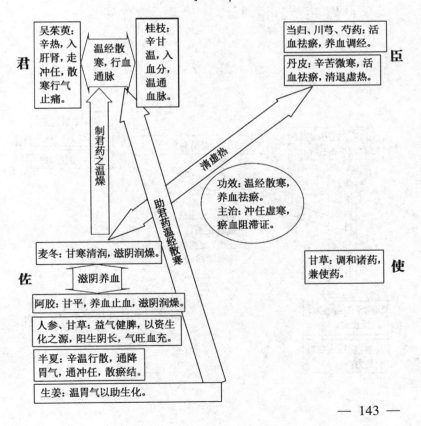

吴茱萸：辛热，入肝肾，走冲任，散寒行气止痛。

君

温经散寒，行血通脉

桂枝：辛甘温，入血分，温通血脉。

当归、川芎、芍药：活血祛瘀，养血调经。

丹皮：辛苦微寒，活血祛瘀，清退虚热。

臣

制君药之温燥

清虚热

助君药温经散寒

功效：温经散寒，养血祛瘀。
主治：冲任虚寒，瘀血阻滞证。

麦冬：甘寒清润，滋阴润燥。

佐

滋阴养血

甘草：调和诸药，兼使药。

使

阿胶：甘平，养血止血，滋阴润燥。

人参、甘草：益气健脾，以资生化之源，阳生阴长，气旺血充。

半夏：辛温行散，通降胃气，通冲任，散瘀结。

生姜：温胃气以助生化。

生化汤

（原方出自《傅青主女科》）

方　歌

生化汤化生用当归，桃仁川芎活血化瘀随。
　　　　24克　　　6克　9克

炮姜温经黄酒通脉，甘草调药寒瘀回。
　2克　　　　适量　　　　2克

图　解

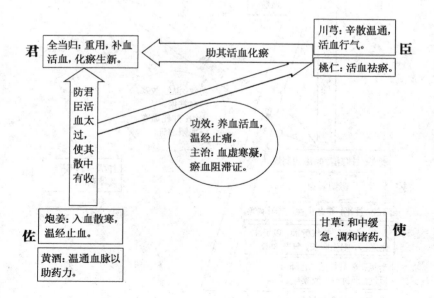

君　全当归：重用，补血活血，化瘀生新。

臣　川芎：辛散温通，活血行气。
桃仁：活血祛瘀。

助其活血化瘀

防君臣活血太过，使其散中有收

功效：养血活血，温经止痛。
主治：血虚寒凝，瘀血阻滞证。

佐　炮姜：入血散寒，温经止血。
黄酒：温通血脉以助药力。

使　甘草：和中缓急，调和诸药。

桂枝茯苓丸

（原方出自《金匮要略》）

方　歌

桂枝茯苓丸**桂枝**君，桃仁丹皮活血祛瘀循。
　　　6克　　　6克 6克

芍药养血茯苓扶正，白蜜缓破泄癥瘕陨。
　6克　　　6克　　　适量

图　解

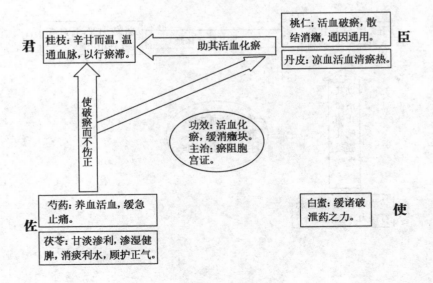

桂枝：辛甘而温，温通血脉，以行瘀滞。 **君**

助其活血化瘀

桃仁：活血破瘀，散结消癥，通因通用。 **臣**

丹皮：凉血活血清瘀热。

使破瘀而不伤正

功效：活血化瘀，缓消癥块。
主治：瘀阻胞宫证。

芍药：养血活血，缓急止痛。 **佐**

茯苓：甘淡渗利，渗湿健脾，消痰利水，顾护正气。

白蜜：缓诸破泄药之力。 **使**

失笑散

（原方出自《太平惠民和剂局方》）

方　歌

五灵_脂化瘀**失笑散**，蒲黄炒香灵气缓。
　　6克　　　　　　　　　6克

黄酒米醋任一冲，活血祛瘀血脉展。
适量　适量

图　解

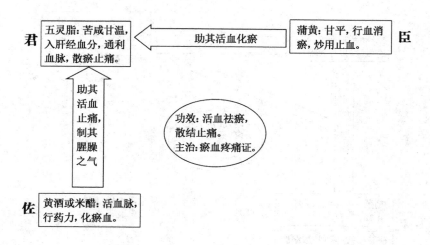

君　五灵脂：苦咸甘温，入肝经血分，通利血脉，散瘀止痛。

助其活血化瘀

臣　蒲黄：甘平，行血消瘀，炒用止血。

助其活血止痛，制其腥臊之气

功效：活血祛瘀，散结止痛。
主治：瘀血疼痛证。

佐　黄酒或米醋：活血脉，行药力，化瘀血。

大黄䗪虫丸

（原方出自《金匮要略》）

方　歌

大黄䗪虫丸善破瘀，干漆蛴螬水蛭虻虫桃仁驱。
7.5克　3克　　　　　3克　6克　6克　6克　6克

杏仁开黄芩清生地芍药养，酒服甘草白蜜缓中虚。
6克　　6克　　30克 12克　　适量　9克 适量

图　解

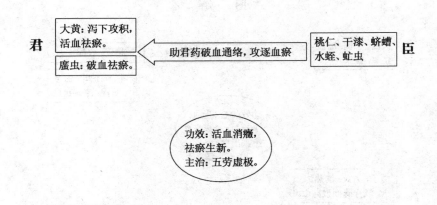

君

| 大黄：泻下攻积，活血祛瘀。 |
| 䗪虫：破血祛瘀。 |

助君药破血通络，攻逐血瘀 ←

桃仁、干漆、蛴螬、水蛭、虻虫

臣

功效：活血消癥，祛瘀生新。
主治：五劳虚极。

佐

| 杏仁：开宣肺气，润肠通便，通利气机。 |
| 生地、芍药：滋养阴血，使破血而不伤血。 |
| 黄芩：清瘀热。 |

使

| 甘草、白蜜：益气缓中，调和诸药。 |
| 酒：活血以行药力。 |

第二节 止血剂

十灰散

（原方出自《十药神书》）

方 歌

十灰散用大_蓟小蓟，荷_{叶侧}柏_{叶白茅}_根茜_草棕榈皮。
各9克

栀_{子大}黄丹皮藕_汁萝_{卜汁京}墨_汁，上部出血皆可医。

图 解

君

大蓟、小蓟：凉血止血，祛瘀。

助其澄本清源，塞流止血

棕榈皮：收涩止血。

臣

荷叶、侧柏叶、白茅根、茜根：凉血止血。

功效：凉血止血，主治：血热妄行之上部出血。

佐

栀子、大黄：清热泻火，气火降而血自止。

丹皮：凉血祛瘀，使血止而不留瘀。

藕汁或萝卜汁：清热凉血祛瘀。

京墨：收涩止血。

咳血方

（原方出自《丹溪心法》）

方　歌

栀子青黛清肝咳血方，海浮石瓜蒌仁清肺化痰襄。
9克　6克　　　　　　9克　　9克

诃子敛肺止咳佐，肝火犯肺咳血康。
6克

图　解

君

青黛：咸寒入肝肺经，
清肝泻火，凉血止血。

山栀子：苦寒入心肝肺
经，清热凉血，泻火除烦。
炒黑可入血分而止血。

瓜蒌仁：清热化痰，
润肺止咳。

海浮石：清热降火，
软坚化痰。

臣

功效：清肝宁肺，
凉血止血。
主治：肝火犯肺之
咳血证。

佐

诃子：苦涩平，入肺和大肠
经，清降敛肺，化痰止咳。

小蓟饮子

（原方出自《玉机微义》）

方　歌

小蓟饮子尿血方，**蒲黄藕**节生地凉血襄。
　　各9克

滑石木通栀子竹叶当归养，甘草缓急调药康。

图　解

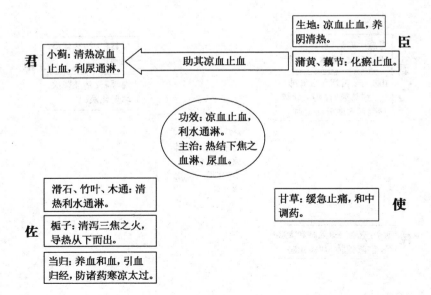

生地：凉血止血，养阴清热。　**臣**

蒲黄、藕节：化瘀止血。

助其凉血止血

君　小蓟：清热凉血止血，利尿通淋。

功效：凉血止血，利水通淋。
主治：热结下焦之血淋、尿血。

滑石、竹叶、木通：清热利水通淋。

佐　栀子：清泻三焦之火，导热从下而出。

当归：养血和血，引血归经，防诸药寒凉太过。

甘草：缓急止痛，和中调药。　**使**

槐花散

（原方出自《普济本事方》）

方　歌

清肠止血**槐花散**，侧柏_叶清热味苦寒。
9克　　　　9克

炒_荆芥_穗止血枳_壳行气，肠风脏毒皆可安。
9克　　　　9克

图　解

君　槐花：清大肠湿热，凉血止血。　←　助其凉血止血　←　侧柏叶：清热凉血，燥湿收敛。　臣

功效：清肠止血，疏风行气。
主治：风热湿毒，壅遏肠道，损伤血络便血证。

佐　荆芥穗：辛散疏风，微温不燥，炒黑入血分而止血。

枳壳：行气宽肠，使气调则血调。

— 151 —

黄土汤

（原方出自《金匮要略》）

方　歌

温中止血_{灶心}**黄土汤**，<u>白术</u>健脾附_子温阳。
　　　30克　　　　　9克　　　　9克

阿_胶生地养血_黄芩反佐，<u>甘草</u>和中调药康。
9克　9克　　　9克　　　　9克

图　解

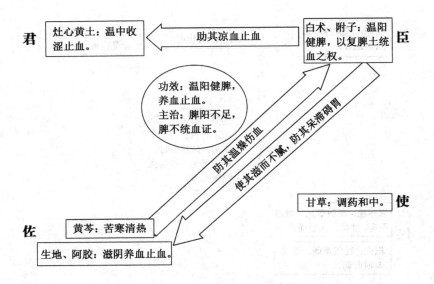

君　灶心黄土：温中收涩止血。

助其凉血止血

臣　白术、附子：温阳健脾，以复脾土统血之权。

功效：温阳健脾，养血止血。
主治：脾阳不足，脾不统血证。

防其温燥伤血

使其滋而不腻，防其呆滞碍胃

使　甘草：调药和中。

佐　黄芩：苦寒清热

生地、阿胶：滋阴养血止血。

第十四章 治风剂

第一节 疏散外风剂

川芎茶调散

（原方出自《太平惠民和剂局方》）

方 歌

川芎茶调散头风痛， 薄荷荆芥疏风利头目。
12克   12克 12克

羌活白芷细辛防风 茶 调服，甘草和中头痛除。
6克 6克 3克 4.5克适量   6克

图 解

| 君 | 川芎：祛风活血止头痛，长于治少阳、厥阴头痛。 | | 薄荷、荆芥：轻清上行，疏风止痛，清利头目。 | 臣 |

助其疏风止痛

功效：疏风止痛。
主治：外感风邪头痛。

| 佐 | 羌活：疏风止痛，引经太阳。 白芷：疏风止痛，引经阳明。 细辛：散寒止痛，引经少阴。 防风：辛散上部风邪。 | | 甘草：益气和中，调和诸药。 | 使 |

大秦艽汤

（原方出自《素问病机气宜保命集》）

方　歌

祛风通络**大秦艽**汤，羌活独活细辛防风白芷邀。
　　　　9克　　　　3克 6克 2克 3克 3克

八珍无人①黄芩石膏生地，风中经络此方煲。
　　　　　 3克　6克 3克

图　解

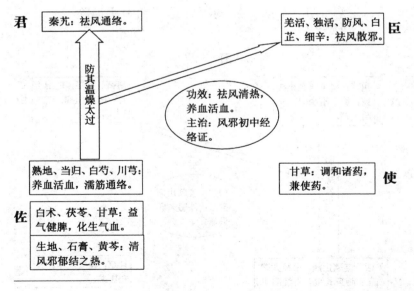

君　秦艽：祛风通络。

羌活、独活、防风、白芷、细辛：祛风散邪。　臣

防其温燥太过

功效：祛风清热，养血活血。
主治：风邪初中经络证。

熟地、当归、白芍、川芎：养血活血，濡筋通络。

甘草：调和诸药，兼使药。　使

佐　白术、茯苓、甘草：益气健脾，化生气血。

生地、石膏、黄芩：清风邪郁结之热。

① 八珍无人：即八珍汤去人参。用量：川芎、当归、白芍各6克，熟地、白术、茯苓、甘草各3克。

消风散

（原方出自《外科正宗》）

方　歌

消风散透邪用荆芥防风，牛蒡子蝉蜕疏风苦参木通苍术。
6克　6克　6克　　6克　6克　　6克 3克 6克

石膏知母清热胡麻仁当归生地，甘草解毒风疹康。
6克　6克　6克　3克

图　解

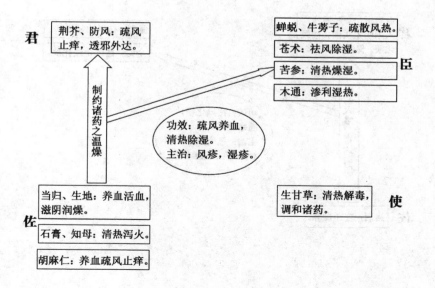

君
荆芥、防风：疏风
止痒，透邪外达。

蝉蜕、牛蒡子：疏散风热。
苍术：祛风除湿。
苦参：清热燥湿。
木通：渗利湿热。
臣

制约诸药之温燥

功效：疏风养血，
清热除湿。
主治：风疹，湿疹。

当归、生地：养血活血，
滋阴润燥。
佐
石膏、知母：清热泻火。
胡麻仁：养血疏风止痒。

生甘草：清热解毒，
调和诸药。
使

牵正散

（原方出自《杨氏家藏方》）

方　歌

白附_子祛风**牵正散**，全蝎通络僵蚕化痰。
　各5克

热酒调服通血脉，风中头面皆可餐。

图　解

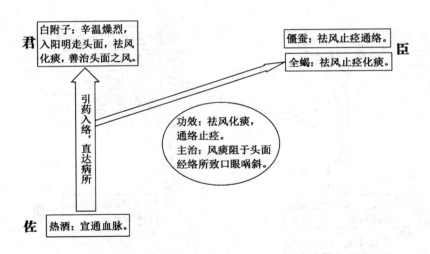

君　白附子：辛温燥烈，入阳明走头面，祛风化痰，善治头面之风。

僵蚕：祛风止痉通络。

全蝎：祛风止痉化痰。

臣

引药入络，直达病所

功效：祛风化痰，通络止痉。
主治：风痰阻于头面经络所致口眼㖞斜。

佐　热酒：宣通血脉。

小活络丹

（原方出自《太平惠民和剂局方》）

方 歌

小活络丹川乌草乌，天南星燥烈风痰逐。
　　　　 6克 6克　　6克

乳香没药化瘀地龙走窜，风寒湿痹酒送服。
5克 5克　　6克

图 解

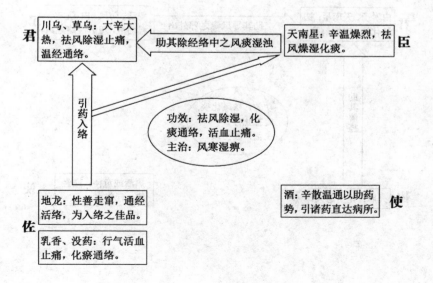

君　川乌、草乌：大辛大
　　热，祛风除湿止痛，
　　温经通络。

助其除经络中之风痰湿浊

天南星：辛温燥烈，祛　　臣
风燥湿化痰。

引药入络

功效：祛风除湿，化
痰通络，活血止痛。
主治：风寒湿痹。

地龙：性善走窜，通经
活络，为入络之佳品。

酒：辛散温通以助药　　使
势，引诸药直达病所。

佐

乳香、没药：行气活血
止痛，化瘀通络。

玉真散

（原方出自《外科正宗》）

方　歌

玉真散 <u>白</u>附子<u>天</u>南星<u>破伤风</u>，<u>羌</u>活<u>防</u>风<u>白芷</u>风毒攻。
各6克

<u>天麻</u>熄风又解痉，外敷内服一方通。

图　解

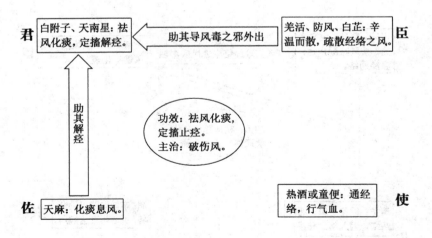

君 白附子、天南星：祛风化痰，定搐解痉。

羌活、防风、白芷：辛温而散，疏散经络之风。 **臣**

助其导风毒之邪外出

助其解痉

功效：祛风化痰，定搐止痉。
主治：破伤风。

佐 天麻：化痰息风。

热酒或童便：通经络，行气血。 **使**

第二节 平息内风剂

羚角钩藤汤

（原方出自《通俗伤寒论》）

方 歌

羚角钩藤汤肝风扬，桑叶菊花清热平肝尝。
4.5克 9克　　　6克 9克

茯神川贝竹茹白芍甘草生地，热盛动风第一方。
9克 12克 15克 9克 3克 15克

图 解

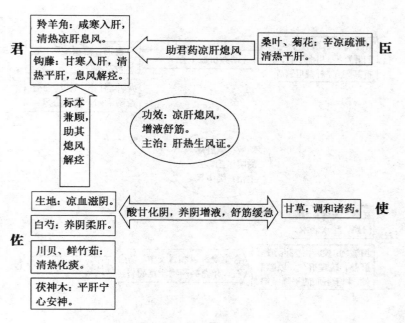

君　羚羊角：咸寒入肝，清热凉肝息风。

钩藤：甘寒入肝，清热平肝，息风解痉。

助君药凉肝熄风　　桑叶、菊花：辛凉疏泄，清热平肝。　臣

标本兼顾，助其熄风解痉

功效：凉肝熄风，增液舒筋。
主治：肝热生风证。

生地：凉血滋阴。

白芍：养阴柔肝。

川贝、鲜竹茹：清热化痰。

茯神木：平肝宁心安神。

佐

酸甘化阴，养阴增液，舒筋缓急　　甘草：调和诸药。　使

镇肝熄风汤

（原方出自《医学衷中参西录》）

方　歌

镇肝熄风汤**怀牛膝**，**龙**骨**牡**蛎**龟**板**白芍**代**赭**石**降逆**。
　　　　30克　　　15克 15克 15克 15克　30克

玄参**天冬茵陈麦**芽**川楝**子，**甘草**调药类风急。
15克 15克　6克　6克　　6克　　4.5克

图　解

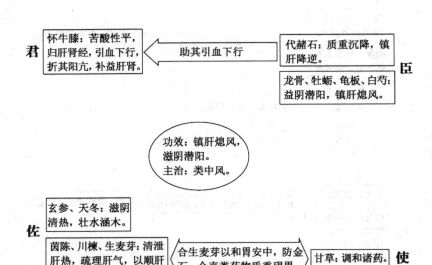

君　怀牛膝：苦酸性平，归肝肾经，引血下行，折其阳亢，补益肝肾。

助其引血下行

代赭石：质重沉降，镇肝降逆。

龙骨、牡蛎、龟板、白芍：益阴潜阳，镇肝熄风。　臣

功效：镇肝熄风，滋阴潜阳。
主治：类中风。

佐　玄参、天冬：滋阴清热，壮水涵木。

茵陈、川楝、生麦芽：清泄肝热，疏理肝气，以顺肝性，利于肝阳的平降镇潜。

合生麦芽以和胃安中，防金石、介壳类药物质重碍胃

甘草：调和诸药。　使

天麻钩藤饮

（原方出自《中医内科杂病证治新义》）

方 歌

天麻钩藤饮善平肝，**川牛**膝下行**石决**明潜。
　　9克　12克　　　　　12克　　18克

杜仲桑寄生栀子黄芩益母草夜交藤茯神，肝阳肝风立可痊。
　9克　9克　9克　9克　9克　9克　9克

图 解

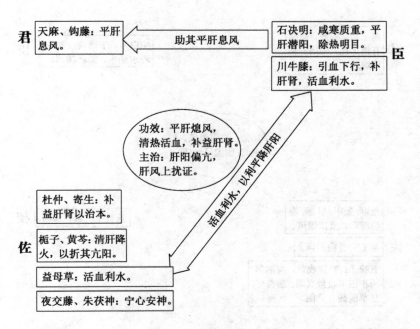

大定风珠

（原方出自《温病条辨》）

方　歌

大定风珠鸡_子黄_阿胶，白芍麦_冬干地_黄滋阴邀。
　　　　　2个　9克　　　18克 18克 18克

龟_板鳖_甲牡蛎麻_仁五味_子，甘草调药虚风消。
12克 12克 12克 6克　6克　　　　12克

图　解

君 鸡子黄、阿胶：血肉有情之品，滋阴养液以熄风。

生白芍、干地黄、麦冬：滋水涵木，柔肝濡筋。 **臣**

功效：滋阴熄风。
主治：阴虚风动证。

龟甲、鳖甲、牡蛎：滋阴潜阳，重镇熄风。

佐 麻仁：养阴润燥。

五味子：味酸收敛，与滋阴药相伍可收敛真阴，酸白芍、甘草能酸甘化阴。

炙甘草：调和诸药。 **使**

阿胶鸡子黄汤

（原方出自《通俗伤寒论》）

方　歌

伤寒**阿胶鸡子黄**_汤，<u>生</u>地_黄<u>白</u>芍滋阴柔肝襄。
　　　　6克　2个　　　12克 9克

钩_藤石_{决明}牡蛎络_{石藤}茯神，甘草调药虚风尝。
　6克　15克　12克　9克　12克　2克

图　解

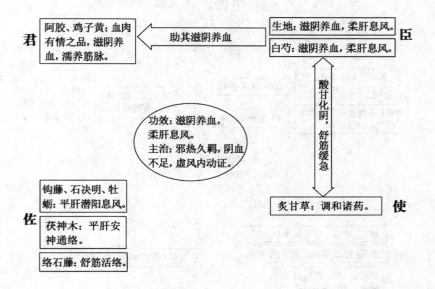

君　阿胶、鸡子黄：血肉有情之品，滋阴养血，濡养筋脉。

← 助其滋阴养血

生地：滋阴养血，柔肝息风。　臣
白芍：滋阴养血，柔肝息风。

酸甘化阴，舒筋缓急

功效：滋阴养血，柔肝息风。
主治：邪热久羁，阴血不足，虚风内动证。

钩藤、石决明、牡蛎：平肝潜阳息风。
佐
茯神木：平肝安神通络。
络石藤：舒筋活络。

炙甘草：调和诸药。　使

第十五章　治燥剂

第一节　轻宣外燥剂

杏苏散

（原方出自《温病条辨》）

方　歌

杏仁**苏**叶散轻宣凉燥方，**桔**梗升**枳**壳降前胡囊。
9克　9克　　　　　　6克　6克　　9克

半夏陈皮**茯苓**生姜大枣佐，**甘草**调药助桔康。
9克 6克 9克 3片 3枚　　3克

图　解

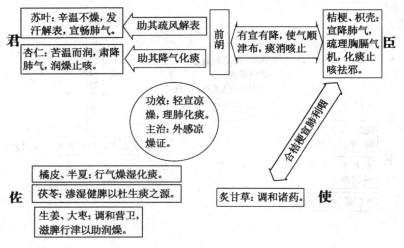

苏叶：辛温不燥，发汗解表，宣畅肺气。　助其疏风解表

杏仁：苦温而润，肃降肺气，润燥止咳。　助其降气化痰

君

前胡

有宣有降，使气顺津布，痰消咳止

桔梗、枳壳：宣降肺气，疏理胸膈气机，化痰止咳祛邪。

臣

功效：轻宣凉燥，理肺化痰。
主治：外感凉燥证。

合桔梗宣肺利咽

橘皮、半夏：行气燥湿化痰。

茯苓：渗湿健脾以杜生痰之源。

生姜、大枣：调和营卫，滋脾行津以助润燥。

佐

炙甘草：调和诸药。

使

桑杏汤

（原方出自《温病条辨》）

方　歌

桑叶杏仁汤清燥止咳方，贝母化痰热豆豉助桑。
　3克 4.5克　　　　　　　　3克　　　3克

沙参梨皮栀子皮润肺燥，辛凉甘润温燥康。
　6克 3克　3克

图　解

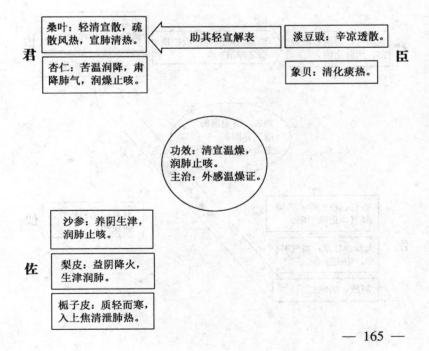

君　桑叶：轻清宣散，疏散风热，宣肺清热。

助其轻宣解表

淡豆豉：辛凉透散。　臣

杏仁：苦温润降，肃降肺气，润燥止咳。

象贝：清化痰热。

功效：清宣温燥，润肺止咳。
主治：外感温燥证。

佐　沙参：养阴生津，润肺止咳。

梨皮：益阴降火，生津润肺。

栀子皮：质轻而寒，入上焦清泄肺热。

清燥救肺汤

（原方出自《医门法律》）

方　歌

清燥救肺汤桑叶君，石膏清热麦冬养阴。
　　　　9克　　　7.5克　　3.5克

甘草人参阿胶胡麻仁枇杷叶杏仁，温燥伤肺值万金。
3克 2克 2.5克 3克　　3克　2克

图　解

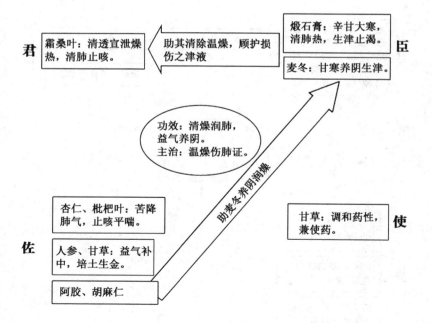

君　霜桑叶：清透宣泄燥热，清肺止咳。

助其清除温燥，顾护损伤之津液

煅石膏：辛甘大寒，清肺热，生津止渴。

麦冬：甘寒养阴生津。　臣

功效：清燥润肺，益气养阴。
主治：温燥伤肺证。

助麦冬养阴润燥

佐　杏仁、枇杷叶：苦降肺气，止咳平喘。

人参、甘草：益气补中，培土生金。

阿胶、胡麻仁

甘草：调和药性，兼使药。　使

第二节　滋润内燥剂

麦门冬汤

（原方出自《金匮要略》）

方　歌

滋养肺胃**麦门冬**汤，**半夏**降逆津自通。
　　　　　42克　　　　6克

人参甘草大枣粳米补，肺胃阴虚建奇功。
　9克　6克　4枚　6克

图　解

君

麦冬：甘寒清润，养阴生津，滋液润燥，兼清虚热。

←防其滋腻壅滞

半夏：降逆下气，化痰和胃。降逆以止咳止呕，开胃以行津润肺。

臣

功效：滋养肺胃，降逆下气。
主治：1. 虚热肺痿；
2. 胃阴不足证。

佐

人参：健脾补气，生化津液，上润于肺。

和中滋液，培土生金

甘草、粳米、大枣：甘润性平，补脾以润肺。

甘草：调和药性，兼使药。

使

— 167 —

养阴清肺汤

（原方出自《重楼玉钥》）

方　歌

养阴清肺汤生地黄，玄参麦冬助地性清养。
　　　　　6克　　　5克 4克

白芍敛阴薄荷丹皮贝母，甘草清调白喉康。
　3克　　　2克 3克 3克　　2克

图　解

君

生地：甘苦而寒，既滋肾水而救肺燥，又清热凉血而解疫毒，标本兼顾。

助其养阴清热解毒

麦冬：养阴润肺清热，益胃生津润喉。

玄参：清热解毒散结，启肾水上达咽喉。

臣

功效：养阴清肺，解毒利咽。
主治：阴虚肺燥之白喉。

佐

白芍：敛阴和营泄热。

丹皮：凉血活血消肿。

贝母：润肺化痰散结。

薄荷：辛凉宣散利咽。

生甘草：清热解毒，调和药性。

使

琼玉膏

（原方出自《洪氏集验方》）

方　歌

生地_黄滋阴琼玉膏，白蜜补中润肺燥。
　30克　　　　　　　　20克

人参茯苓健脾土，肺肾阴虚疗肺痨。
　6克　12克

图　解

君　| 生地：滋阴壮水制虚火，生津养液兼凉血。| ←金水相生，滋肾阴、润肺燥→ | 白蜜：补中润肺，为治肺燥咳嗽之佳品。| 臣

功效：滋阴润肺，益气补脾。
主治：肺肾阴亏之肺痨。

佐

人参：益气健脾，培土生金。

茯苓：益气健脾，培土生金，渗湿化痰，使诸药补而不滞，滋而不腻。

— 169 —

玉液汤

（原方出自《医学衷中参西录》）

方　歌

玉液汤黄芪山药滋肺肾，滋阴润燥知母天花粉。
15克 30克　　　　　　　　18克　9克

葛根升五味子收鸡内金健运，气阴两虚消渴振。
5克　　9克　　6克

图　解

君　山药、黄芪：益气滋阴，补脾固肾。

元气升而真阴复，气旺自能生水

知母、花粉：滋阴清热，润燥止渴。　**臣**

功效：益气滋阴，固肾止渴。
主治：气阴两虚之消渴。

佐

葛根：升阳生津，助脾气上升，散精达肺。

鸡内金：助脾健运，化水谷为津液。

五味子：酸收而固肾生津，不使津液下流。

第十六章 祛湿剂

第一节 燥湿和胃剂

平胃散

（原方出自《简要济众方》）

方 歌

平胃_散燥湿用苍术，厚朴行气除满助。
　　　　120克　　　90克

陈皮理气运脾湿，甘草调药_生姜_大枣服。
　60克　　　　　30克　　2片 2枚

图 解

君　苍术：辛香苦温，为燥湿运脾要药。　——相须为用——　厚朴：辛温而散，长于行气除满燥湿。　臣

助其燥湿行气

功效：燥湿运脾，行气和胃。
主治：湿滞脾胃证。

佐　陈皮：辛行温通，理气和胃，燥湿醒脾。

使　甘草：甘平入脾，益气补中而实脾，合诸药泄中有补，使祛邪而不伤正，调和诸药。

— 171 —

藿香正气散

（原方出自《太平惠民和剂局方》）

方　歌

藿香正气散通表里，茯苓白术健脾半夏曲陈皮。
9克　　　　　　　　3克 6克　　6克 6克

紫苏白芷大腹皮厚朴桔梗生姜大枣，甘草调风寒湿滞医。
3克 3克 3克　6克 6克 3片克1枚克　6克

图　解

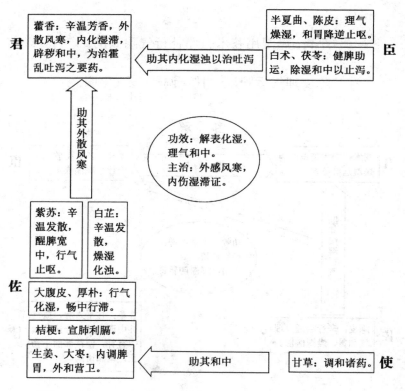

君

藿香：辛温芳香，外散风寒，内化湿滞，辟秽和中，为治霍乱吐泻之要药。

臣

半夏曲、陈皮：理气燥湿，和胃降逆止呕。

白术、茯苓：健脾助运，除湿和中以止泻。

助其内化湿浊以治吐泻

助其外散风寒

功效：解表化湿，理气和中。
主治：外感风寒，内伤湿滞证。

紫苏：辛温发散，醒脾宽中，行气止呕。

白芷：辛温发散，燥湿化浊。

佐

大腹皮、厚朴：行气化湿，畅中行滞。

桔梗：宣肺利膈。

生姜、大枣：内调脾胃，外和营卫。

助其和中

甘草：调和诸药。

使

第二节　清热祛湿剂

茵陈蒿汤

（原方出自《伤寒论》）

方　歌

茵陈蒿汤湿热壅，**栀子**降火三焦通。
　18克　　　　　　　12克

大黄通便逐瘀热，湿热黄疸此方宗。
　6克

图　解

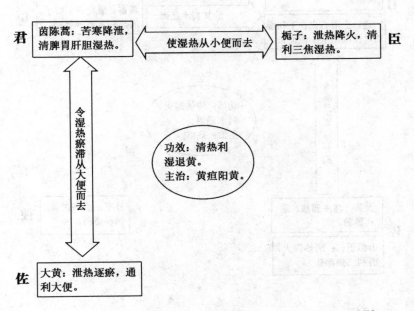

君　茵陈蒿：苦寒降泄，清脾胃肝胆湿热。　　　使湿热从小便而去　　　栀子：泄热降火，清利三焦湿热。　**臣**

令湿热瘀滞从大便而去

功效：清热利湿退黄。
主治：黄疸阳黄。

佐　大黄：泄热逐瘀，通利大便。

八正散

（原方出自《太平惠民和剂局方》）

方　歌

滑_石木_通通淋八正散，萹_蓄瞿_麦车前_子淋可斩。
各9克

山_栀子仁清三焦大黄涤邪，甘草调药热淋缓。

图　解

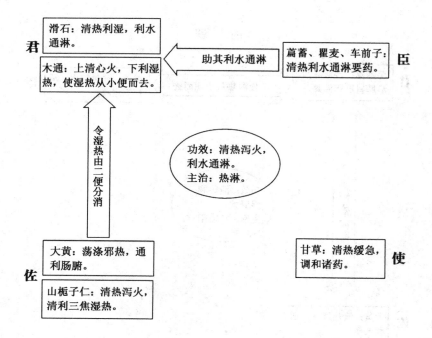

三仁汤

（原方出自《温病条辨》）

方 歌

三仁汤利湿滑石邀，杏仁白豆蔻薏苡仁利三焦。
18克　　　15克 6克　18克

半夏厚朴除满通草竹叶利，暑温湿温俱可消。
15克 6克　　6克 6克

图 解

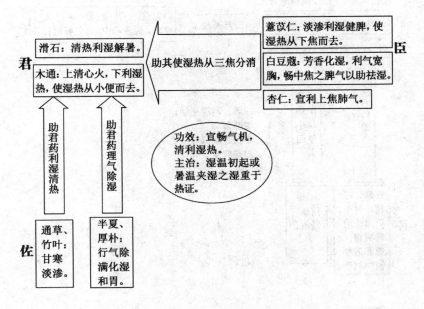

君

滑石：清热利湿解暑。

木通：上清心火，下利湿热，使湿热从小便而去。

助君药利湿清热

通草、竹叶：甘寒淡渗。

佐

助君药理气除湿

半夏、厚朴：行气除满化湿和胃。

助其使湿热从三焦分消

薏苡仁：淡渗利湿健脾，使湿热从下焦而去。

白豆蔻：芳香化湿，利气宽胸，畅中焦之脾气以助祛湿。

杏仁：宣利上焦肺气。

臣

功效：宣畅气机，清利湿热。
主治：湿温初起或暑温夹湿之湿重于热证。

甘露消毒丹

(原方出自《医效秘传》)

方　歌

甘露消毒丹滑石茵陈黄芩，藿香石菖蒲白豆蔻湿难淫。
15克 11克 10克　　4克　　6克　4克

薄荷川贝母连翘射干木通清火，湿温时疫不换金。
4克　5克　4克 4克 5克

图　解

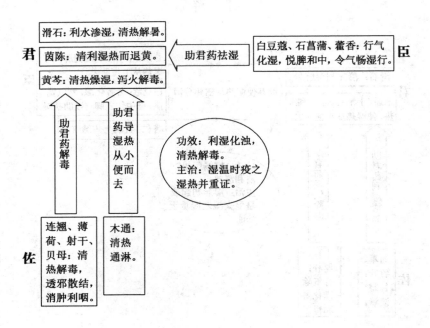

君

滑石：利水渗湿，清热解暑。

茵陈：清利湿热而退黄。

黄芩：清热燥湿，泻火解毒。

助君药祛湿

白豆蔻、石菖蒲、藿香：行气化湿，悦脾和中，令气畅湿行。

臣

助君药解毒

助君药导湿热从小便而去

功效：利湿化浊，清热解毒。
主治：湿温时疫之湿热并重证。

佐

连翘、薄荷、射干、贝母：清热解毒，透邪散结，消肿利咽。

木通：清热通淋。

连朴饮

（原方出自《霍乱论》）

方 歌

连朴饮芦根除烦渴，**厚朴**化湿**黄**连清热。
　60克　　　　　6克　　3克

半夏降**栀子**清**淡豆**豉石**菖蒲**，湿热霍乱人人乐。
　3克　　9克　　9克　3克

图 解

君　芦根：重用，清热止呕除烦，利小便导湿热。

黄连：苦寒清热燥湿，姜制和胃止呕。　**臣**

厚朴：宣畅气机，化湿行滞。

功效：清热化湿，理气和中。
主治：湿热霍乱。

半夏：辛燥，降逆和胃止呕。

石菖蒲：芳香化湿醒脾。

佐　栀子：苦寒，清心泻热，导湿热从小便而出。　清宣郁热而除烦　淡豆豉：宣郁止烦。

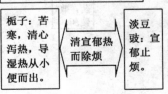

当归拈痛汤

（原方出自《医学启源》）

方　歌

当归拈痛汤茵陈羌活，泽泻猪苓渗湿苦参黄芩凉。
15克 15克　　9克 9克　　　3克 3克

苍术白术知母当归防风升麻葛根，人参甘草佐入脾气昌。
9克 3克 9克 9克 9克 3克 6克　6克 15克

利湿清热止风痛，风湿热痹脚气康。

图　解

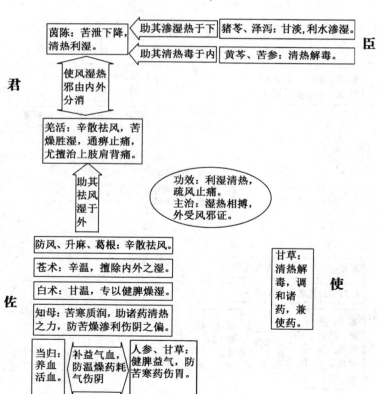

茵陈：苦泄下降，清热利湿。

助其渗湿热于下　猪苓、泽泻：甘淡，利水渗湿。

助其清热毒于内　黄芩、苦参：清热解毒。

臣

君

使风湿热邪由内外分消

羌活：辛散祛风，苦燥胜湿，通痹止痛，尤擅治上肢肩背痛。

助其祛风湿于外

功效：利湿清热，疏风止痛。
主治：湿热相搏，外受风邪证。

防风、升麻、葛根：辛散祛风。

苍术：辛温，擅除内外之湿。

白术：甘温，专以健脾燥湿。

知母：苦寒质润，助诸药清热之力，防苦燥渗利伤阴之偏。

当归：养血活血。

补益气血，防温燥药耗气伤阴

人参、甘草：健脾益气，防苦寒药伤胃。

甘草：清热解毒，调和诸药，兼使药。

使

佐

二妙散

（原方出自《丹溪心法》）

方　歌

二妙_散黄柏大苦寒，苍术健脾燥湿参。
_{15克}　　　　_{15克}

姜汁调服助药力，湿热下注效力专。

图　解

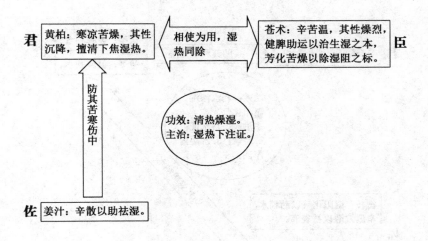

君　黄柏：寒凉苦燥，其性沉降，擅清下焦湿热。

相使为用，湿热同除

苍术：辛苦温，其性燥烈，健脾助运以治生湿之本，芳化苦燥以除湿阻之标。　臣

防其苦寒伤中

功效：清热燥湿。
主治：湿热下注证。

佐　姜汁：辛散以助祛湿。

第三节 利水渗湿剂

五苓散

（原方出自《伤寒论》）

方 歌

五苓散泽泻利水道，茯苓猪苓增疗效。
　　15克　　　　　　9克 9克

桂枝温阳白术健脾，利水化气水肿妙。
6克　　　9克

图 解

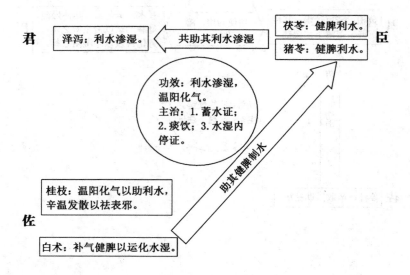

君　泽泻：利水渗湿。 ← 共助其利水渗湿

臣　茯苓：健脾利水。 猪苓：健脾利水。

功效：利水渗湿，温阳化气。
主治：1.蓄水证；2.痰饮；3.水湿内停证。

佐　桂枝：温阳化气以助利水，辛温发散以祛表邪。

白术：补气健脾以运化水湿。

助其健脾制水

猪苓汤

（原方出自《伤寒论》）

方　歌

淡渗利水**猪苓汤**，茯苓泽泻健脾泄热襄。
各10克

阿胶滋阴滑石清利，水热互结伤阴康。

图　解

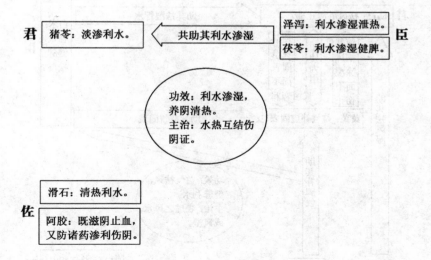

君　猪苓：淡渗利水。　　←　共助其利水渗湿

臣　泽泻：利水渗湿泄热。
茯苓：利水渗湿健脾。

功效：利水渗湿，养阴清热。
主治：水热互结伤阴证。

佐　滑石：清热利水。

阿胶：既滋阴止血，又防诸药渗利伤阴。

防己黄芪汤

（原方出自《金匮要略》）

方　歌

<u>防己黄芪</u>汤风水方，<u>白术</u>健脾祛湿襄。
　12克　15克　　　　　9克

<u>生姜</u><u>大枣</u>调营卫，<u>甘草</u>和中调药康。
　4片　1枚　　　　6克

图　解

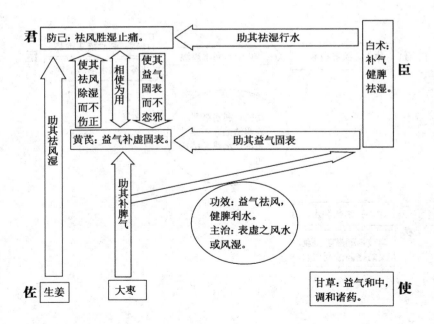

君　防己：祛风胜湿止痛。　助其祛湿行水　白术：补气健脾祛湿。　臣

使其祛风除湿而不伤正　相使为用　使其益气固表而不恋邪

黄芪：益气补虚固表。　助其益气固表

助其祛风湿

助其补脾气

功效：益气祛风，健脾利水。
主治：表虚之风水或风湿。

佐　生姜　大枣

甘草：益气和中，调和诸药。　使

五皮散

（原方出自《华氏中藏经》）

方　歌

五皮散利水　<u>茯苓</u>皮　煲，<u>陈皮</u>理气<u>大腹</u>皮消。
<small>方中诸药各9克</small>

生<u>姜皮</u>发散<u>桑</u>白<u>皮</u>降，脾虚肤胀急煎熬。

图　解

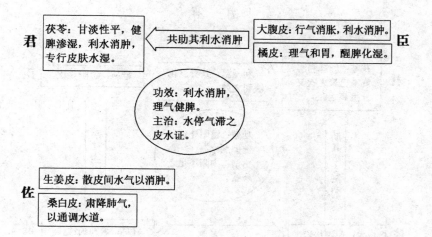

君　茯苓：甘淡性平，健脾渗湿，利水消肿，专行皮肤水湿。

共助其利水消肿

大腹皮：行气消胀，利水消肿。
橘皮：理气和胃，醒脾化湿。　**臣**

功效：利水消肿，理气健脾。
主治：水停气滞之皮水证。

佐　生姜皮：散皮间水气以消肿。
桑白皮：肃降肺气，以通调水道。

第四节 温化寒湿剂

苓桂术甘汤

（原方出自《金匮要略》）

方 歌

苓桂术甘汤茯苓先，桂枝温阳气机宣。
　　12克　　　9克

白术健脾燥寒湿，甘草三义痰饮蠲。
6克　　　　　6克

图 解

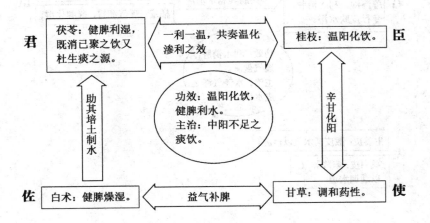

君 茯苓：健脾利湿，既消已聚之饮又杜生痰之源。

一利一温，共奏温化渗利之效

桂枝：温阳化饮。 **臣**

助其培土制水

功效：温阳化饮，健脾利水。
主治：中阳不足之痰饮。

辛甘化阳

佐 白术：健脾燥湿。

益气补脾

甘草：调和药性。 **使**

甘草干姜茯苓白术汤（肾著汤）

（原方出自《金匮要略》）

方　歌

干姜温里**肾著汤**，茯苓利水渗湿襄。
12克　　　　　　　　　12克

白术健脾燥湿佐，甘草调药肾著康。
6克　　　　　　　　　6克

图　解

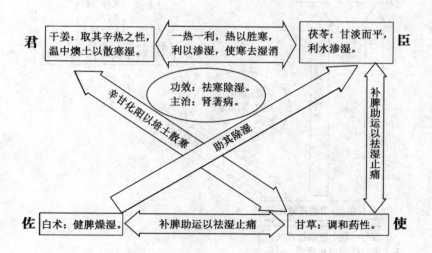

— 185 —

真武汤

（原方出自《伤寒论》）

方　歌

真武汤附子壮肾阳，茯苓白术健脾祛湿襄。
　　　9克　　　　　9克 6克

生姜温散白芍四义，脾肾阳虚水泛康。
　9克　　　9克

图　解

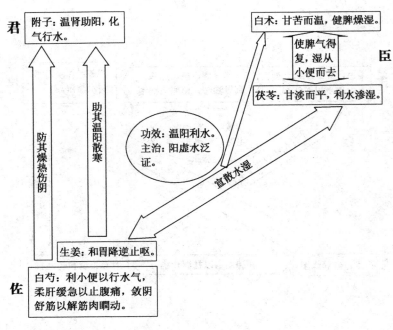

君

附子：温肾助阳，化气行水。

白术：甘苦而温，健脾燥湿。

使脾气得复，湿从小便而去

臣

茯苓：甘淡而平，利水渗湿。

防其燥热伤阴

助其温阳散寒

功效：温阳利水。
主治：阳虚水泛证。

宣散水湿

生姜：和胃降逆止呕。

佐

白芍：利小便以行水气，柔肝缓急以止腹痛，敛阴舒筋以解筋肉瞤动。

实脾散

（原方出自《重订严氏济生方》）

方　歌

实脾散干姜附子温脾肾，茯苓白术渗湿脾气振。
　　　　30克 30克　　　　　30克 30克

厚朴草果木香木瓜槟榔佐，甘草生姜大枣阴水渗。
30克 30克 30克 30克 30克　　15克 5片 1枚

图　解

君

附子：温补肾阳，化气行水。

温补脾
肾，扶阳
抑阴

干姜：温运脾阳以助运化水湿。

臣

茯苓、白术：健脾和中，
渗湿利水。

功效：温阳健脾，
行气利水。
主治：脾肾阳虚，
水气内停之阴水。

佐

木瓜：除湿醒脾和中。

厚朴、木香、槟榔：行气
导滞，化湿行水，使气化
则湿化，气顺则胀消。

草果：温中燥湿。

使

甘草：益脾和中，调和药性。

生姜：益脾和中，温散水气。

大枣：益脾和中。

— 187 —

第五节 祛湿化浊剂

萆薢分清饮

（原方出自《杨氏家藏方》）

方 歌

<u>萆薢分清</u>饮化浊方，<u>益智</u>仁缩尿温肾阳。
　9克　　　　　　　9克

<u>菖蒲</u>祛湿<u>乌</u>药散寒，<u>盐</u> 煎入肾白浊康。
　9克　　9克　　　少许

图 解

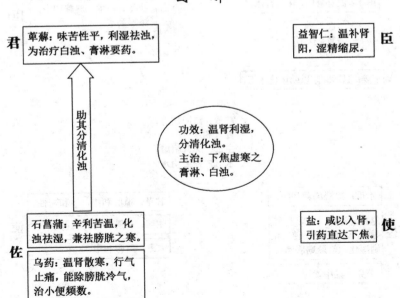

君 萆薢：味苦性平，利湿祛浊，为治疗白浊、膏淋要药。

臣 益智仁：温补肾阳，涩精缩尿。

助其分清化浊

功效：温肾利湿，分清化浊。
主治：下焦虚寒之膏淋、白浊。

佐 石菖蒲：辛利苦温，化浊祛湿，兼祛膀胱之寒。

乌药：温肾散寒，行气止痛，能除膀胱冷气，治小便频数。

使 盐：咸以入肾，引药直达下焦。

完带汤

（原方出自《傅青主女科》）

方　歌

完带汤**白**术**山**药补脾气，人参补白芍柔苍术车前子利。
　　30克 30克　　　　6克　　15克　9克　9克

柴胡黑**芥**穗升清陈皮燥湿，甘草调诸药带下闭。
　2克　2克　　　2克　　　3克

图　解

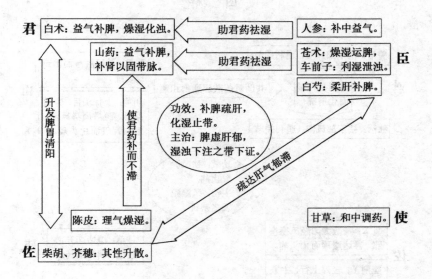

君

白术：益气补脾，燥湿化浊。 ← 助君药祛湿

人参：补中益气。

山药：益气补脾，补肾以固带脉。 ← 助君药祛湿

苍术：燥湿运脾，车前子：利湿泄浊。

臣

白芍：柔肝补脾。

升发脾胃清阳

使君药补而不滞

功效：补脾疏肝，化湿止带。
主治：脾虚肝郁，湿浊下注之带下证。

疏达肝气郁滞

陈皮：理气燥湿。

甘草：和中调药。 **使**

佐 柴胡、芥穗：其性升散。

189

第六节 祛风胜湿剂

羌活胜湿汤

（原方出自《脾胃论》）

方　歌

羌活胜湿汤君**独**活**羌活**，**防**风川**芎**祛风止痛襄。
6克 6克　　3克 1.5克

藁本达巅顶蔓荆子清利，**甘草**调药表痹康。
3克　　　2克　　　3克

图　解

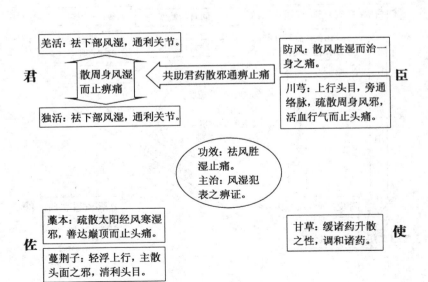

君

羌活：祛下部风湿，通利关节。

散周身风湿
而止痹痛

共助君药散邪通痹止痛

独活：祛下部风湿，通利关节。

臣

防风：散风胜湿而治一身之痛。

川芎：上行头目，旁通络脉，疏散周身风邪，活血行气而止头痛。

功效：祛风胜湿止痛。
主治：风湿犯表之痹证。

佐

藁本：疏散太阳经风寒湿邪，善达巅顶而止头痛。

蔓荆子：轻浮上行，主散头面之邪，清利头目。

使

甘草：缓诸药升散之性，调和诸药。

独活寄生汤

（原方出自《备急千金要方》）

方　歌

独活寄生汤君**独活**，**细**辛**防**风秦**艽桂**心祛风多。
　　　　　9克　　　6克 6克 6克 6克

八珍无术①怀**牛**膝**杜**仲桑**寄生**，肝肾两虚久痹卓。
　　各6克　　　6克　6克　6克

图　解

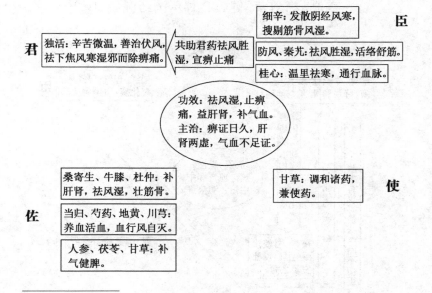

独活：辛苦微温，善治伏风，祛下焦风寒湿邪而除痹痛。（君）

细辛：发散阴经风寒，搜剔筋骨风湿。（臣）

共助君药祛风胜湿，宣痹止痛

防风、秦艽：祛风胜湿，活络舒筋。

桂心：温里祛寒，通行血脉。

功效：祛风湿，止痹痛，益肝肾，补气血。
主治：痹证日久，肝肾两虚，气血不足证。

桑寄生、牛膝、杜仲：补肝肾，祛风湿，壮筋骨。（佐）

当归、芍药、地黄、川芎：养血活血，血行风自灭。

人参、茯苓、甘草：补气健脾。

甘草：调和诸药，兼使药。（使）

_____

①　八珍无术：即八珍汤去白术。

第十七章　祛痰剂

第一节　燥湿化痰剂

二陈汤

（原方出自《太平惠民和剂局方》）

方　歌

半夏温燥**二陈汤**，橘红理气燥湿襄。
_{15克}　　　　　　　　_{15克}

_生姜制_乌梅敛茯_苓健脾，甘草调药湿痰康。
_{7片}　_{1个}　_{9克}　　　　_{4.5克}

图　解

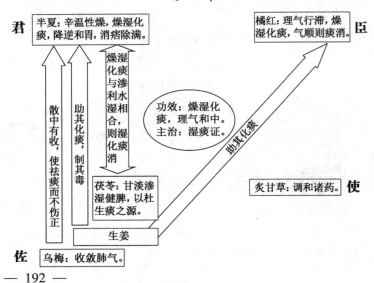

君　半夏：辛温性燥，燥湿化痰，降逆和胃，消痞除满。

橘红：理气行滞，燥湿化痰，气顺则痰消。　臣

燥湿化痰与渗利水湿相合，则湿痰消

功效：燥湿化痰，理气和中。
主治：湿痰证。

助其化痰

散中有收，使祛痰而不伤正

助其化痰，制其毒

茯苓：甘淡渗湿健脾，以杜生痰之源。

炙甘草：调和诸药。　使

生姜

佐　乌梅：收敛肺气。

茯苓丸

（原方出自《是斋百一选方》）

方　歌

半夏为君**茯苓丸**，茯苓治源消湿痰。
12克　　　　　6克

枳壳理朴硝下姜汤制，痰伏中脘皆可安。
3克　　1克　少量

图　解

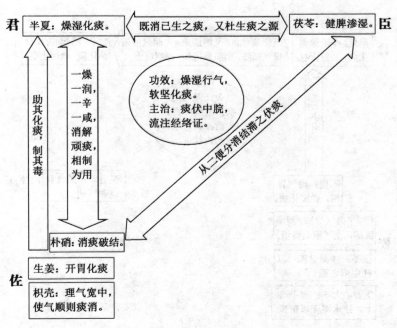

君　半夏：燥湿化痰。　　既消已生之痰，又杜生痰之源　　茯苓：健脾渗湿。　臣

助其化痰，制其毒

一燥一润，一辛一咸，消解顽痰，相制为用

功效：燥湿行气，软坚化痰。
主治：痰伏中脘，流注经络证。

从二便分消结滞之伏痰

朴硝：消痰破结。

佐　生姜：开胃化痰

枳壳：理气宽中，使气顺则痰消。

温胆汤

（原方出自《三因极一病证方论》）

方 歌

温胆_汤半夏燥湿痰，竹茹清胆又除烦。
    6克   6克

陈_皮枳_实茯苓_生姜_大枣佐，_甘草调胆郁痰扰安。
 9克 6克 4.5克 5片 1枚   3克

图 解

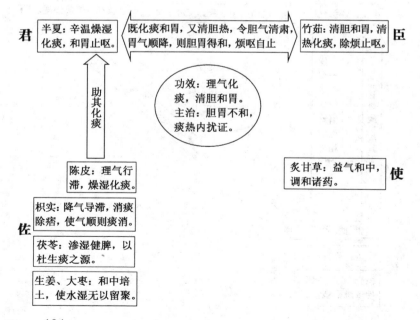

第二节 清热化痰剂

清气化痰丸

（原方出自《医方考》）

方 歌

清气化痰丸胆南星寒，黄芩瓜蒌仁清热半夏化痰。
9克 6克 6克 9克

陈皮枳实杏仁茯苓消痰气，痰热咳嗽姜汁为丸。
6克 6克 6克 6克 适量

图 解

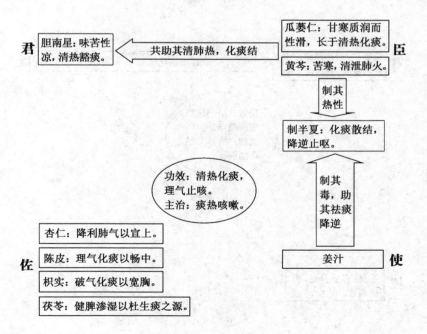

小陷胸汤

（原方出自《伤寒论》）

方　歌

全瓜蒌涤痰小陷胸汤，泻热降火黄连功。
20克　　　　　　　　　　　　6克

半夏祛痰消痞满，痰热互结俱可通。
12克

图　解

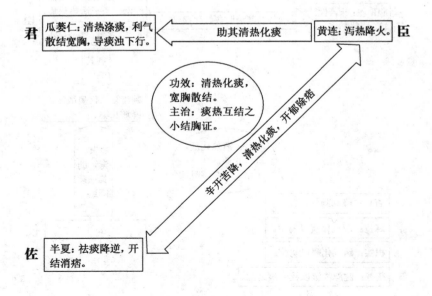

君　瓜蒌仁：清热涤痰，利气散结宽胸，导痰浊下行。

助其清热化痰

黄连：泻热降火。　臣

功效：清热化痰，宽胸散结。
主治：痰热互结之小结胸证。

辛开苦降，清热化痰，开郁除痞

佐　半夏：祛痰降逆，开结消痞。

礞石滚痰丸

（原方出自《玉机微义》）

方 歌

礞石滚痰丸消顽痰，大黄荡涤性苦寒。
　　3克　　　　　　　　　24克

沉香降逆黄芩清上，实热老痰俱可安。
2克　　　24克

图 解

君 | 礞石：下气坠痰以攻逐陈积伏匿之顽痰，并平肝镇惊而治痰火上攻之惊痫。 → 攻下与重坠并用，攻坚涤痰泻热之力尤胜。 → 大黄：苦寒降泄，荡涤实热，开痰火下行之路。 | **臣**

功效：泻火逐痰。
主治：实热老痰证。

佐 | 黄芩：清肺及上焦实热。

沉香：行气开郁，降逆平喘，令气顺痰消。

第三节 润燥化痰剂

贝母瓜蒌散

（原方出自《医学心悟》）

方 歌

贝母瓜蒌散君**贝母**，**瓜蒌**清润涤痰辅。
   9克   6克

<u>陈</u>皮理<u>桔</u>梗宣<u>茯</u>苓<u>花粉</u>，燥痰咳嗽急煎煮。
5克 5克   5克 5克

图 解

君 | 贝母：清热化痰，润肺止咳。

相须为用，清润化痰止咳

臣 | 瓜蒌：清热涤痰，利气润燥。

功效：润肺清热，理气化痰。
主治：燥痰咳嗽。

佐

天花粉：清肺生津，润燥化痰。

茯苓：健脾渗湿，以杜生痰之源。

橘红：理气化痰，使气顺痰消。

桔梗：宣利肺气，化痰止咳，使肺金宣降有权。

第四节 温化寒痰剂

苓甘五味姜辛汤

（原方出自《金匮要略》）

方 歌

苓甘五味干**姜辛汤**，茯苓健脾细辛温阳。
　　　　　9克　　　12克　　　5克

五味子敛肺止咳嗽，甘草调药寒咳康。
　　5克　　　　　9克

图 解

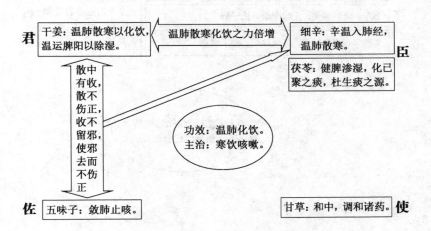

君　干姜：温肺散寒以化饮，温运脾阳以除湿。

温肺散寒化饮之力倍增

臣　细辛：辛温入肺经，温肺散寒。

茯苓：健脾渗湿，化已聚之痰，杜生痰之源。

散中有收，散不伤正，收不留邪，使邪去而不伤正

功效：温肺化饮。
主治：寒饮咳嗽。

佐　五味子：敛肺止咳。

使　甘草：和中，调和诸药。

三子养亲汤

（原方出自《韩氏医通》）

方　歌

三子养亲汤无君臣，<u>白芥子苏子莱菔子</u>轻重分。
各9克

温肺化痰消食气，痰壅气逆食滞神。

图　解

君

| 白芥子：温肺化痰，利气畅膈。长于豁痰。 |
| 苏子：降气消痰，止咳平喘。长于降气。 |
| 莱菔子：消食导滞，降气祛痰。长于消食。 |

临证根据痰壅、气逆、食滞三者轻重酌定以何药为君，余则为臣佐之属。

臣

功效：温肺化痰，降气消食。
主治：痰壅气逆食滞证。

第五节　治风化痰剂

半夏白术天麻汤

（原方出自《医学心悟》）

方　歌

半夏白术天麻汤，茯苓白术健脾祛湿襄。
　9克　　6克　　6克 18克

陈皮理气化痰佐，甘草生姜大枣风痰康。
　6克　　　　　　3克 1片 2枚

图　解

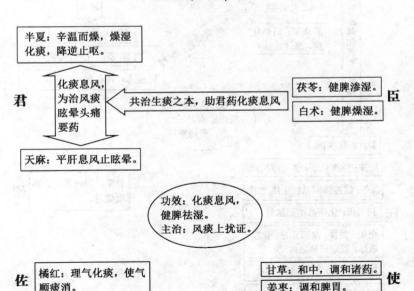

半夏：辛温而燥，燥湿化痰，降逆止呕。

君　化痰息风，为治风痰眩晕头痛要药

天麻：平肝息风止眩晕。

共治生痰之本，助君药化痰息风

臣　茯苓：健脾渗湿。
白术：健脾燥湿。

功效：化痰息风，健脾祛湿。
主治：风痰上扰证。

佐　橘红：理气化痰，使气顺痰消。

使　甘草：和中，调和诸药。
姜枣：调和脾胃。

定痫丸

（原方出自《医学心悟》）

方　歌

定痫丸 竹沥 胆南星清热痰，半夏天麻石菖蒲远志参。
　　　100毫升 15克　　　　　30克 30克　15克　20克

丹参麦冬陈皮茯苓僵蚕全蝎川贝母，琥珀茯神辰砂姜汁佐入安。
60克 60克 20克 30克 15克 15克 30克　　15克 30克 9克 1杯

甘草补虚调诸药，痰热痫证此方专。
　20克

图　解

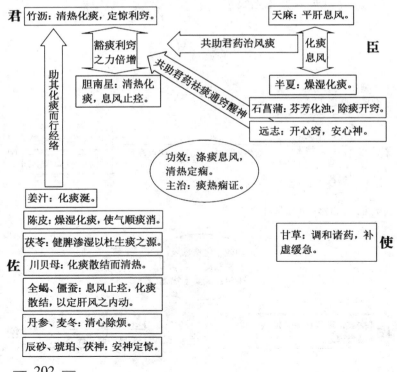

君　竹沥：清热化痰，定惊利窍。

天麻：平肝息风。

豁痰利窍之力倍增　　共助君药治风痰　化痰息风　臣

共助君药祛痰通窍醒神

胆南星：清热化痰，息风止痉。

半夏：燥湿化痰。

石菖蒲：芬芳化浊，除痰开窍。

远志：开心窍，安心神。

助其化痰而行经络

功效：涤痰息风，清热定痫。
主治：痰热痫证。

姜汁：化痰涎。

陈皮：燥湿化痰，使气顺痰消。

茯苓：健脾渗湿以杜生痰之源。

佐　川贝母：化痰散结而清热。

全蝎、僵蚕：息风止痉，化痰散结，以定肝风之内动。

丹参、麦冬：清心除烦。

辰砂、琥珀、茯神：安神定惊。

甘草：调和诸药，补虚缓急。　使

第十八章　消食剂

第一节　消食化滞剂

保和丸

（原方出自《丹溪心法》）

方　歌

_山楂化肉食保和丸，_神曲化酒食莱_{菔子}消痰。
18克　　　　　　　6克　　　3克

_连翘散_茯苓健半_夏陈_皮和，食滞胃脘可大餐。
3克　9克　9克　3克

图　解

神曲：消食健脾，长于
化酒食陈腐之积。

莱菔子：消食下气，长
于消麦面痰气之积。

君　山楂：消一切饮食积滞，
尤善消肉食油腻之积。

消各种饮食积滞

臣

功效：消食化滞，
理气和胃。
主治：食积证。

半夏、陈皮：行气化滞，和胃止呕。

佐　茯苓：健脾利湿，和中止泻。

连翘：散结以助消积，清解食积所生之热。

枳实导滞丸

（原方出自《内外伤辨惑论》）

方　歌

枳实导滞丸**大黄**攻，**枳实**行气神曲消中。
　　　　　9克　　　　9克　　　9克

黄**芩**黄**连**清燥**茯**苓泽泻**白**术，湿热食积便可通。
　6克 6克　　　6克 6克 6克

图　解

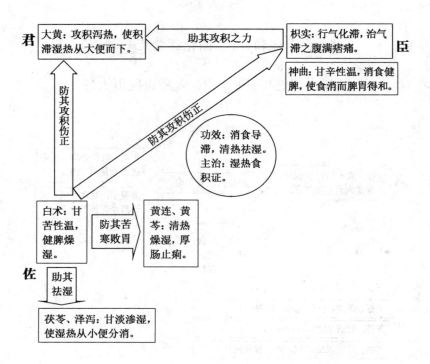

木香槟榔丸

（原方出自《儒门事亲》）

方　歌

木香槟榔丸通胃肠，大黄牵牛通便泻热襄。
　3克　3克　　　　　　　　6克 10克

香附莪术青皮陈皮黄连黄柏佐，湿热积滞重证方。
10克 3克 3克 3克 3克 6克

图　解

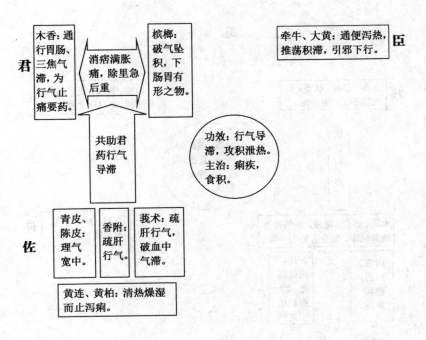

君

木香：通行胃肠，三焦气滞，为行气止痛要药。

消痞满胀痛，除里急后重

槟榔：破气坠积，下肠胃有形之物。

牵牛、大黄：通便泻热，推荡积滞，引邪下行。　臣

共助君药行气导滞

功效：行气导滞，攻积泄热。
主治：痢疾，食积。

佐

青皮、陈皮：理气宽中。

香附：疏肝行气。

莪术：疏肝行气，破血中气滞。

黄连、黄柏：清热燥湿而止泻痢。

第二节 健脾消食剂

健脾丸

（原方出自《证治准绳》）

方 歌

健脾丸补气<u>白</u>术<u>人</u>参<u>茯</u>苓，<u>山楂</u>神<u>曲麦芽</u>食积除。
15克 9克 10克　　6克 6克 6克

<u>山</u>药肉豆<u>蔻</u>木<u>香砂</u>仁<u>陈</u>皮黄<u>连</u>佐，甘草调药虚积逐。
6克 6克 6克 6克 6克 6克

图 解

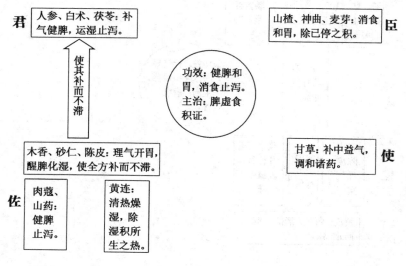

君：人参、白术、茯苓：补气健脾，运湿止泻。

臣：山楂、神曲、麦芽：消食和胃，除已停之积。

使其补而不滞

功效：健脾和胃，消食止泻。
主治：脾虚食积证。

木香、砂仁、陈皮：理气开胃，醒脾化湿，使全方补而不滞。

佐：肉蔻、山药：健脾止泻。

黄连：清热燥湿，除湿积所生之热。

使：甘草：补中益气，调和诸药。

肥儿丸

（原方出自《太平惠民和剂局方》）

方　歌

肥儿丸神曲使君子善消杀，麦芽消槟榔驱黄连通达。
　　9克　6克　　　　　6克　9克　9克

木香肉豆蔻止痛猪胆汁和丸，小儿疳积效堪夸。
　3克　6克

图　解

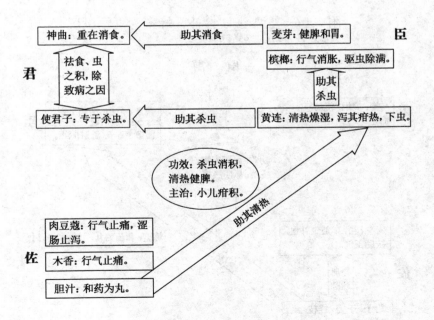

神曲：重在消食。

助其消食

麦芽：健脾和胃。

臣

君

祛食、虫之积，除致病之因

槟榔：行气消胀，驱虫除满。

助其杀虫

使君子：专于杀虫。

助其杀虫

黄连：清热燥湿，泻其疳热，下虫。

功效：杀虫消积，清热健脾。
主治：小儿疳积。

助其清热

佐

肉豆蔻：行气止痛，涩肠止泻。

木香：行气止痛。

胆汁：和药为丸。

第十九章　驱虫剂

乌梅丸

（原方出自《伤寒论》）

方　歌

<u>乌梅</u>丸安蛔功力大，_细辛_蜀椒驱蛔_黄连_黄柏下。
　30克　　　　　　　3克 5克　　9克 6克

附_子桂_枝_干姜温_当归_人参补，蜂蜜为丸蛔厥罢。
　6克 6克 9克　6克 6克

图　解

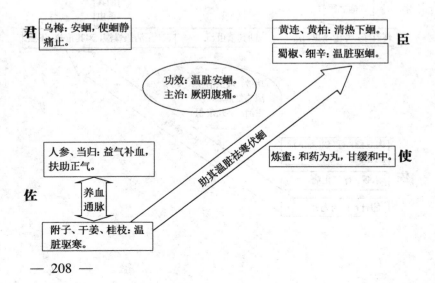

君　乌梅：安蛔，使蛔静
　　痛止。

黄连、黄柏：清热下蛔。　臣

蜀椒、细辛：温脏驱蛔。

功效：温脏安蛔。
主治：厥阴腹痛。

人参、当归：益气补血，
扶助正气。

炼蜜：和药为丸，甘缓和中。　使

佐

养血
通脉

助其温脏祛寒伏蛔

附子、干姜、桂枝：温
脏驱寒。

化虫丸

（原方出自《太平惠民和剂局方》）

方　歌

化虫丸铅粉毒虫堕，白矾鹤虱苦楝根皮槟榔为臣佐。
15克　　　　　3克　15克　15克　15克

肠中诸虫痛时作，毒大力强服立妥。

图　解

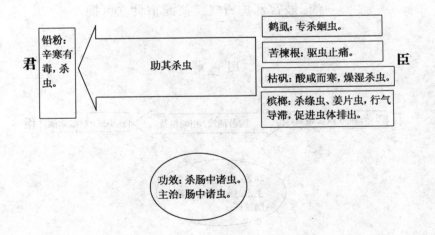

君

铅粉：辛寒有毒，杀虫。

助其杀虫

鹤虱：专杀蛔虫。

苦楝根：驱虫止痛。

枯矾：酸咸而寒，燥湿杀虫。

槟榔：杀绦虫、姜片虫，行气导滞，促进虫体排出。

臣

功效：杀肠中诸虫。
主治：肠中诸虫。

第二十章　涌吐剂

瓜蒂散

（原方出自《伤寒论》）

方　歌

涌吐痰涎**瓜蒂散**，<u>赤小豆</u>祛湿除烦满。
　　　　　3克　　　　3克

<u>淡豆豉</u>宣邪护胃气，痰涎宿食立可挽。
　9克

图　解

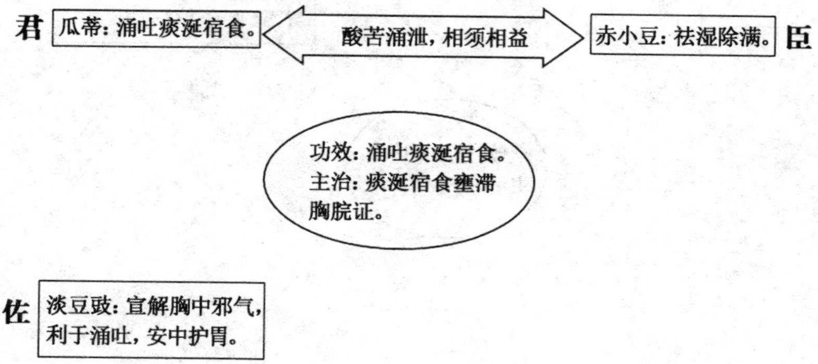

君 | 瓜蒂：涌吐痰涎宿食。 ←→ 酸苦涌泄，相须相益 →→ 赤小豆：祛湿除满。 | **臣**

功效：涌吐痰涎宿食。
主治：痰涎宿食壅滞
胸脘证。

佐 | 淡豆豉：宣解胸中邪气，
利于涌吐，安中护胃。